看護の学びなおし 急変対応

白坂友美

照林社

はじめに

　患者さんの急激な状態変化は、どの病院においても起こり得ることです。私自身も新人のときに「がん患者さんの急変と死」を経験し、「患者さんの命を尊いものとしてケアをするためには、まずはその患者さんの"生きるためのケア"ができなくてはいけない」と感じて、急性期の世界に身をおくことにしました。

　循環器専門病院の集中治療室に勤務して約25年になりますが、今でも「急変」が起こると患者さんの生命危機の状態に戸惑い、どうしたらよいのか迷い、患者さんの思いがけない結果に、自分の不甲斐なさに落ち込むこともあります。このような経験を何度も繰り返し、その度に「あのとき、急変時の対応をしっかりとできただろうか?」と考えてきました。

　そのようなときに、ふと思ったのです。「ここにいる患者さんは、身体に異常があり、入院して治療を受けなくてはならないのだ」と。日ごろ健康と思われる人でも急変は起こります。入院している患者さんはなおさらその可能性は高く、その反面、早期に発見し回避できる可能性もあるのです。ならば、看護師は急変を予測し、いざ急変が起こったときの対応をしっかりと身につけておく必要があるのではないでしょうか。

　「ショック」「呼吸不全」「意識障害」など、何度もさまざまな急変に遭遇してきましたが、急変時の観察や対応方法はある程度決められていること、急変時の対応は短時間に行う処置やケアであり、決して1人では行えず、「チーム」で対応していかなければならないことなどを学びました。

　本書は、私自身の経験から、看護師1人1人が必ず身につけておきたい急変時対応の基本と、チーム医療で必須となるコミュニケーション方法をまとめました。看護師の経験年数を問わず、急変をまだ経験したことがない人の事前学習として、いざ急変が起こったあとの自己の振り返りとして、またそれぞれの施設での研修の手引きとして、急変時対応の「学び（知の空白の部分を自覚し、埋めていく行為）」として看護に活かしていただけたらと思います。

2019年11月

白坂友美

CONTENTS

その1 急変を予測できるようになろう …… 1
- 急変って何だろう？ …… 2
- 急変には前兆がある …… 3
- 急変を予測するための患者評価方法 …… 4
  - Step 1　迅速評価 …… 5
  - Step 2　一次評価「身体審査」…… 9
  - Step 3　迅速評価と一次評価を合わせたアセスメント …… 12
- 急変時の予測ができるようになるための心得 …… 16

その2 急変時の初期対応の技術 …… 19
- 急変時の初期対応の基本 …… 20
- BLS：一次救命処置 …… 24
  (basic life support)
  - Step 1　患者の意識確認 …… 26
  - Step 2　応援を呼ぶ …… 27
  - Step 3　呼吸と脈拍の確認 …… 29
  - Step 4　CPR（心肺蘇生法）開始 …… 32
    - ・胸骨圧迫のポイント …… 34
    - ・人工呼吸のポイント …… 38
  - Step 5　リズムチェック …… 41
  - Step 6　CPRの再開 …… 43
- ALS：二次救命処置 …… 44
  (advance life support)
  - Step 1　除細動 …… 46
  - Step 2　静脈路の確保 …… 50
  - Step 3　薬剤投与 …… 53
  - Step 4　気管挿管 …… 56
  - Step 5　検査 …… 63
- 心停止以外の急変の初期対応 …… 66

その3 急変時のチーム医療 …… 69
- 急変対応のための役割分担 …… 70
- 急変対応時に求められるスタッフの役割 …… 76
- チームダイナミクス（Team dynamics） …… 78
- チームステップス（Team STEPPS） …… 80

その4 急変時の記録方法 …… 85
- 急変時の記録は時系列で記載する …… 86
- 記録のポイント …… 87
- 口頭指示の受け方 …… 91
- 薬剤の使用記録 …… 92

その5 急変時の家族への援助 …… 93
- 家族への緊急連絡 …… 94
- 家族来院時の対応 …… 96
- 家族の面会 …… 98
- 蘇生処置の中止 …… 99

その6 救急カートの設置と点検 …… 101
- 救急カートの設置・内容は院内で統一する …… 102
- 救急カートに入れておく物 …… 102
- 設置する緊急薬 …… 106
- 救急カートの点検項目 …… 107
- 救急カートの点検者 …… 108

その7 急変対応のシミュレーション …… 109
- シミュレーション研修はなぜ必要？ …… 110
- シミュレーション研修の効果 …… 110
- シミュレーション研修の企画 …… 111
- シミュレーション研修の実施 …… 114

索引 …… 117

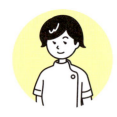

白坂友美 Tomomi Shirasaka

術後の急変に初めて遭遇し、
がんばって生きるために
治療を受けている患者さんの支えになりたいと、
重症集中ケアの世界に飛び込みました。
スタッフ教育や管理も学び、
看護師という特別な資格をもつ者として、
医療チームで患者さんを支え合うことを目標に、
現在もHCU・CCUに勤務しています。

- 本書で紹介しているアセスメント法、手技等は、著者が臨床例をもとに展開しています。実践により得られた方法を普遍化すべく努力しておりますが、万一本書の記載内容によって不測の事態等が起こった場合、著者、出版社はその責を負いかねますことをご了承ください。
- 本書で紹介している救命処置の内容は、出版時の情報をもとに解説しています。常に学会ガイドライン等、最新の情報をご参照ください。
- 本書掲載の人物写真はモデルによるものです。
- 本書に記載している物品・薬剤等の情報は2019年11月現在のものです。使用にあたっては個々の添付文書や使用説明書、ガイドライン等をご確認ください。

装丁：杉本ひかり（おすぎとまる）　本文デザイン・DTP・イラスト：杉本ひかり（おすぎとまる）

その1

急変を予測できるようになろう

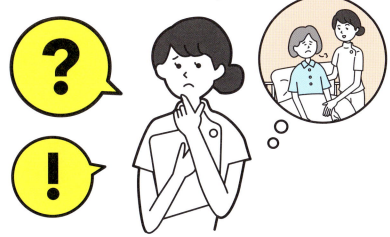

「急変時の対応」というと
とかく技術的な部分に目を奪われがちですが、
入院している患者さんであれば
やはり急変しないように早期発見・対応することが大切です。

その1 急変を予測できるようになろう

急変って何だろう？

　私たち医療従事者は、あたりまえのように「急変」という言葉を使っていますが、急変とはそもそも何でしょうか。『広辞苑』には、「①状態・様子が急に変わること。②にわかに起こった変事（急に普通でない出来事が現れる）。」と書かれています。

　医療では、**患者さんの状態が急激に増悪し、生命危機に脅かされる状況**を指しており、あまりよい印象を受けません。しかも、ただちに改善しないと生命が危ぶまれる状態なので、対応するスタッフにかなりの緊張感を与えます。そのため、苦手としている看護師も多いのではないでしょうか。

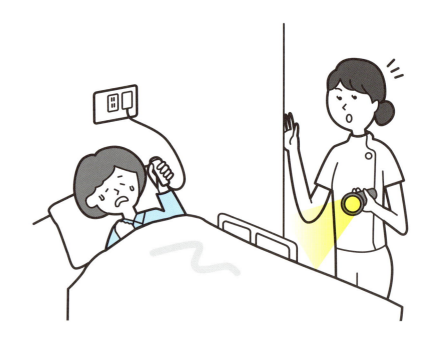

　しかし、考えてみてください。入院している患者さんは、身体に何らかの異変が起きて、治療や看護を必要としている人ばかりです。病院以外でも急変は起こりえますが、病院はそれ以上に起こりえるのではないでしょうか。**私たちは、「急変」という最悪の場面からは逃げられないのです**。だからこそ、看護師1人1人が、きちんと「急変時の対応」を身に付けておかなくてはなりません。

急変には前兆がある

　院内急変の約60〜70％では、急変する6〜8時間前から何らかの前兆が出現しているといわれています。急変は、「患者さんの状態が急激に増悪する」ことですが、急変の後に「そういえば、あのとき何か変な感じがしたのよね…」「あのときから、おかしかったかもね」などの看護師の言葉を耳にしたことはありませんか？　ほとんどの急変には前兆があります。しかも、看護師はその前兆をとらえているのです。

先輩ナースより

急変する前、患者さんは異常のサインを出しているかもしれません。

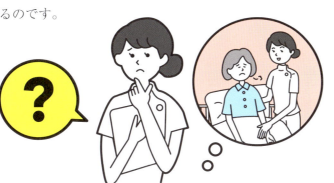

　臨床現場では、急変時の処置ばかりに目を奪われがちです。しかし、患者さんの状態変化の前兆をいち早く察知し対応することで、重篤化を防ぐことができるのであれば、まずはその早期発見と対応に努めるべきです。**「何か変？」という気づきを、「○○が変だ！」と明確にできるようになることが、急変時対応の第一歩**だと思います。

《 患者の状態の進行過程 》

 A〜Cの時点で発見・対応することが大切！

| A 体調変化 | B 症状悪化 | C 循環動態の変化 | D ショック状態 | E 意識消失 | F 心停止 |

急変の予測　　ショックへの予測　　モニタ装着　　蘇生術開始

→ 状態の進行

急変予測 ｜ 初期対応 ｜ チーム医療 ｜ 記録方法 ｜ 家族への援助 ｜ 救急カート ｜ シミュレーション

その1 急変を予測できるようになろう

急変を予測するための患者評価方法

　患者さんの状態変化にいち早く気づくためには、どうすればよいのでしょうか。

　まずは、患者さんと接するときは常に「患者さんに何かおかしなところはないか？」という看護師の意識がとても重要です。意識して患者さんを観察していないと、患者さんが状態変化のサインを出していても異常ととらえることができず、見過ごしてしまう危険性があります。

　患者さんの状態変化をいち早くとらえるために、患者さんと接触するときには**五感を使った迅速評価とその後の医療器具を使った一次評価（バイタルサイン測定など）を常に行う**ことが大切です。

《 気づきのための評価方法 》

Step 1
迅速評価：
「循環」「呼吸」「意識」の確認

→ 緊急性！
脈拍なし、呼吸なし、意識なしの場合
➡ 蘇生術を開始しながら医師へコール

何か変？ ↓

Step 2
一次評価：
医療器具使用による数値化

→ 緊急性！
循環異常：モニタ装着、末梢静脈ルート確保
呼吸異常：気道確保、酸素投与
意識異常：気道確保
➡ 上記対応を行いながら医師へコール

緊急性なし ↓

経過観察
および
医師やリーダー看護師への報告

Step 1 迅速評価

キラーシンプトムという言葉を知っていますか？ キラーシンプトムとは、**「患者の急変に結び付く危険な徴候」**のことをいいます。

人は、「循環」「呼吸」「意識」の3つによって生命が維持されています。この3つのうちの1つでも障害を起こすと急変となり、生命の危機的な状態へとつながります。

キラーシンプトム
日本医療教授システム学会監修『患者急変対応コース for Nurse ガイドブック』の中の造語。

先輩ナースより

患者さんをみるときは、必ず「循環」「呼吸」「意識」の3つの視点を確認しましょう。

《この3つが重要!》

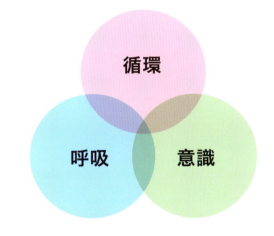

1つに障害が起こると、他の2つにも悪影響を及ぼしていきます。

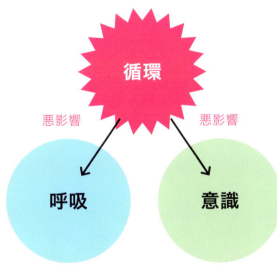

例えば、循環障害を起こすと、そのうちに意識がなくなり、呼吸が止まります。

患者さんの異常を早期に発見するためには、**常にこの「循環」「呼吸」「意識」のキラーシンプトムの有無を観察する**ことが必要です。

その1 急変を予測できるようになろう

臨床で、「何か変?」という事態に遭遇した看護師は少なくないでしょう。それは、「見る」「聴く」「触れる」などの五感を用いて「循環」「呼吸」「意識」の観察を行った、無意識な迅速評価の結果といえます。

《 3つのキラーシンプトムの迅速評価 》

 これらの徴候は、急変の危険性があると判断する

循環
- 末梢循環不全（皮膚蒼白、末梢冷感、チアノーゼなど）
- 皮膚湿潤（冷汗）
- 皮膚紅潮
- 顔面蒼白
- 脈拍が速い、遅い、弱い
- 体表の温度が低い、高い

呼吸
- 呼吸数が多い、少ない
- 呼吸に伴う異常音
- 努力様呼吸（呼吸補助筋の使用）
- 胸郭の動きが浅い、左右不対象
- 呼吸困難

意識
- 呼びかけに対する反応が低下
- 呂律状況
- けいれん
- 興奮、せん妄などの急激な意識変調
- 苦悶表情
- 四肢の動きの左右差
- その他の全身から感じる印象

患者さんの状態を観察するときには、常に「循環」「呼吸」「意識」の3つを意識します。迅速評価なので、時間をかけずに、瞬時に3つを判断します。この3つのなかで**「明らかに異変がある」「いつもと違う感じがする」**というものがあるときには注意が必要です。

また、**「脈拍なし」「呼吸なし」「意識なし」のいずれかがある場合は、すぐに応援を呼んで一次救命処置（BLS）を開始し、医師への緊急コールを行います。**

● 見逃しやすい呼吸と意識

呼吸や意識の変調は、循環よりも早期に出現することが多いといわれており、**呼吸数の変化やせん妄の出現は、急変時の前兆として重要な指標の1つ**となります。

具体的には、血圧低下や発熱があると、末梢組織への酸素供給が不足し代謝がアシドーシスに傾き始めます。それを補正するために、水素（H^+）は肺で水（H_2O）と二酸化炭素（CO_2）となり、CO_2を排出しようとすることで呼吸数が増加するのです。

呼吸数が急変の前兆に気づくための重要な手がかりになるにもかかわらず、検温表に呼吸数の記載がないケースが多くの病院で見受けられます。「経皮的動脈血酸素飽和度（SpO2）を測定していますよ」と言う看護師もいます。しかし、ヘモグロビンと酸素の結合具合なので、徐呼吸や頻呼吸でもSpO2 100％を保っている場合もあります。そのため、患者さんの日ごろの呼吸数を知っておかなければ、異常を見逃してしまう可能性があります。異常の早期発見のためにも、かならず呼吸数を確認しましょう。

「脈拍」「呼吸」「意識」の1つでも「なし」の場合は、急変対応が必要になります。

検温表には、血圧、脈拍（心拍）数、体温、経皮的動脈血酸素飽和度と、呼吸数も忘れずに記載しましょう。

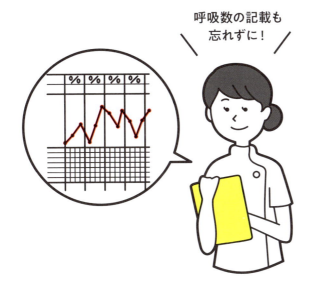
呼吸数の記載も忘れずに！

その1 急変を予測できるようになろう

　超高齢社会となり、認知機能が低下している患者さんが増えてきています。だからといって、患者さんがいつもよりも興奮しているときや、会話が成立しないときなどに、「認知症が原因」とはじめから決めつけてしまうのは危険です。

　患者さんの身体状態が増悪していくと、急激に意識障害や認知機能障害が出現・増悪します。**せん妄も意識の変調です。** 実際に私は、日ごろ物忘れのある患者さんの会話が急に成立しなくなり、その翌日には全身状態が悪化するケースを幾度となく経験してきました。**意識の変調の背景には生命を脅かす原因もある**ことを忘れないようにしましょう。

低血糖による意識障害も、認知症やせん妄などと間違えられやすいといわれています。

せん妄を理解し、冷静な対処を！

せん妄状態のときは、患者さんに振り回されずに、必ず全身状態のチェックを行い、異常の有無を確認しましょう。

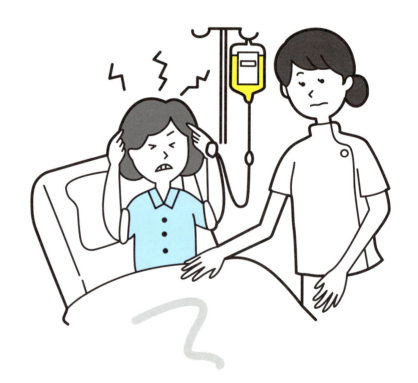

Step 2　一次評価［身体審査］

　キラーシンプトムの迅速評価で、「いつもと違う！」「何か変！」と感じたら、次にベッドサイドで医療器具を用いて、一次評価を行います。具体的には、バイタルサインの測定やモニタ装着、意識レベルの評価などで、**「循環」「呼吸」「意識」の数値化と「外観」の評価**を行います。

　一次評価では、患者さんの状態評価・判断とともに、状態をそれ以上悪化させないための迅速な対応が求められます。呼吸と循環を安定させるために、状態に合わせて必要な処置を開始しましょう。

　一次評価も、迅速評価と同様にスピードが重要です。血圧が測定できなければ触診でもいいですし、それでも測定できない場合は有効な圧がないと判断することも必要です。測定自体よりも、血圧低下に伴う循環不全や呼吸不全、意識障害を確認することのほうが大切です。

　また、心電図ではどのような波形であろうと脈拍が触れなければBLSが必要です。不整脈の解読よりも、脈拍や血圧、自覚症状の有無を優先すべきです。**評価に専念するあまり、必要としている処置の開始が遅れないように**しましょう。

一次評価を行い、患者さんの状態悪化が予測される場合には、評価の途中であっても医師や他の看護師へ報告します。

BLS
▶ p.24 を参照

「優先されるべきものは何か」を考えること！

> その1　急変を予測できるようになろう

一次評価の

循環

[確認するもの・実施すること]
- 心機能と末梢循環評価（血圧、脈圧、心電図モニタによる心拍数の確認や不整脈の有無、尿量、末梢冷感・チアノーゼなど）
- 体温

[評価後にするべきこと]
- 心電図モニタで解読できない不整脈やＳＴ変化が認められ心筋虚血が疑われる場合には、12誘導心電図をとり確認する。
- ショック対応（補液・薬剤投与）のための末梢静脈路の確保を行う。

呼吸

[確認するもの・実施すること]
- 気道確保状態
- 呼吸数
- 気道および肺音の聴診
- 経皮的動脈血酸素飽和度（SpO₂）

[評価後にするべきこと]
- 気道閉塞時には原因を取り除き、気道の確保を行う。
- SpO₂の低下時は酸素投与を開始する。
- 酸素投与のみでは改善されない場合には、バッグバルブマスク（BVM）による人工呼吸を開始する。
- 呼吸の悪化に伴い、循環動態の変動が予測される場合には、末梢静脈路の確保を行う。

ポイント

意識

[確認するもの・実施すること]

- JCS（ジャパンコーマスケール、p.26）やGCS（グラスゴーコーマスケール）による評価
- 瞳孔所見や対光反射

[評価後にするべきこと]

- 意識レベル低下に伴う呼吸状態の悪化（舌根沈下や徐呼吸など）には呼吸が悪化した場合と同様に観察と対応を行う。
- 意識の悪化に伴う呼吸・循環の変動が予測される場合には、末梢静脈路を確保する。

外観

[確認するもの・実施すること]

- 掛物や衣服を取り除き、全身を観察
- 出血の有無
- チューブやドレーン挿入時は、その観察と挿入位置の確認

[評価後にするべきこと]

- ドレーンの完全抜去トラブル時は、ガーゼなどで保護し、すみやかに医師へ報告する。
- 体温が逃げないように保温に努める。

その1 急変を予測できるようになろう

Step 3　迅速評価と一次評価を合わせたアセスメント

　迅速評価と一次評価の結果から、アセスメントを行います。迅速評価で「何か変」と感じたことを、一次評価の結果から「ここがこのように変だ！」と明確にしていく作業です。

　ここでは、正解を求めているわけではありません。あくまでも、**迅速評価と一次評価から「これから何が起こりうるか」「急変する危険性はあるのか」を考えていきます。**

　その症状の緊急度が高ければ、すぐに医師への報告と同時に応援看護師を呼び、共に対応を開始します。

迅速評価	＋	一次評価
「何か変？」		「ここがこのように変！」「急変する危険性はあるのか？」

少し難しいでしょうか？
でも、毎日繰り返し考えて、
身につけることが
大切なんです。

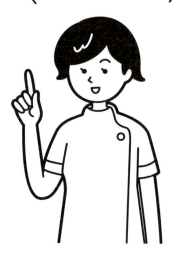

case 1　急性期の急変

- 狭心症の診断で心臓カテーテル治療を受けるために入院している患者さん。
- 糖尿病の既往歴があり、HbA1cが高くコントロール中。

ある日訪室すると…

	迅速評価	一次評価	アセスメント
循環	● 末梢冷感 ● 皮膚湿潤 ● 脈拍遅い	● 血圧86/56mmHg　脈拍45回/分（整） ● ECGモニタ装着 　→心拍数45回/分、完全房室ブロック、Ⅱ誘導ST上昇 　→12誘導心電図へ	● 循環動態の変動あり ● 急性心筋梗塞の可能性 　→ショック循環の増悪の危険性あり、末梢静脈確保と採血実施の必要性
呼吸	● 会話時息切れ ● 呼吸速め	● 呼吸数25回/分、肺副雑音聴取 ● 経皮的動脈血酸素飽和度90%（room air） 　→酸素投与開始	● 呼吸状態の変動あり ● 心不全の合併の可能性 　→人工呼吸の必要性
意識 外観	● 苦悶表情	● JCS Ⅰ-1	● 循環・呼吸不全による意識レベル低下の可能性

急性心筋梗塞の可能性があり、すぐに応援看護師を呼び、医師へ報告する。

　この症例は、ショック状態であり、重症度・緊急度が高い状態です。ショックと判断した時点で、医師への報告や看護師の応援依頼が必要となります。その後にも、他の一次評価や処置、急変に備えての準備を行っていきます。

急変を予測できるようになろう

case 2　慢性期の急変

・慢性腎臓病（人工透析3回/週）の患者さん。
・認知症はあるが、会話は成立している。

ある日訪室すると…

	迅速評価	一次評価	アセスメント
循環	● 体熱感あり ● 脈拍速め	● 血圧120/66mmHg、ECGモニタ装着中 → 心拍数102回/分　洞調律 ● 体温37.5℃　末梢温かい、全身浮腫出現	● 循環動態は維持されているが、発熱による血管透過性亢進とそれに伴う循環血液量減少により頻脈傾向 →敗血症ショック移行の可能性
呼吸	● 軽度喘鳴出現 ● 呼吸速め	● 呼吸数24回/分、肺副雑音聴取 ● 痰量増加 経皮動脈血酸素飽和度98%（酸素3L/分流量中）	● 肺炎による呼吸状態の変動あり → 呼吸不全の可能性とのちに人工呼吸が必要となることもある
意識外見	● 会話のつじつま合わず	● JCS Ⅱ-10 ● せん妄	● 全身状態の増悪による精神状態の破綻と意識レベルの低下

**全身状態の増悪中。
リーダー看護師と医師へ報告する。**

　この症例は、重症度は増していますが、緊急度はありません。しかし、医師へ報告した結果、翌日の38℃台の発熱を機に検査の実施や抗菌薬治療が開始されました。
　日ごろのバイタルサイン測定でも、迅速評価・一次評価を行い、異常を報告することで、後の治療をより適切なものにできます。

● 緊急度と重症度の違い

　緊急度と重症度は、共に生命に危険があることには変わりありませんが、緊急度は重症度以上に時間の制約があります。

　「重症度」は、生命予後・機能予後を示すのに対して、「緊急度」は、ただちに改善しないと生命が危ぶまれる状態を示します。例えば、心停止やショックなどは重症度も緊急度も高く、 case1 がそれに当たります。 case2 は、重症度は高いですが緊急度は低くなります。しかし、継続的な観察は必要です。

　急変時の対応が必要な患者さんは、重症度も緊急度も高くなります。以下に挙げる症例は、緊急度の高いものです。このような状態のときは、評価途中でもすぐに応援を呼び、医師への報告が必要となります。

《 緊急度の高い状態とその対応 》

- 心停止
- ショック
- 心臓性の胸痛
- 呼吸停止
- 重症呼吸不全
- 意識消失
- てんかん発作
- けいれん

など

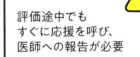

評価途中でもすぐに応援を呼び、医師への報告が必要

● 急変の予測では「症状」から疾患を思い浮かべる

　アセスメントでは、疾患の病態生理を理解することが必要です。みなさんは通常、テキストなどで「疾患からその症状」を学ぶと思います。そのため、みなさんの頭の中は「患者さんの疾患は○○だから、この症状を見る」という思考回路になっています。

　しかし、急変の予測では「症状から疾患を思い浮かべる」ことも必要となってきます。そして、「その症状から疾患の緊急度や重症度を判断する」ことになります。「疾患→症状」から「症状→疾患→緊急度・重症度」の逆転の思考回路となってくるため、慣れていない看護師は難しいと感じることが多いのではないでしょうか。

　この2つの思考回路をもつには、**患者さんの状態変化時にどのような症状が出現していたのかを振り返るなど、日ごろから訓練する**ことが大切です。

その1　急変を予測できるようになろう

急変時の予測ができるようになるための心得

「急変するかもしれない」という判断は、単に本を読んで知識を深めるだけではできません。やはり、日々の臨床現場で起こっている1つ1つのことを、確実に自分の経験として蓄積していく努力が必要です。ここでは、急変を予測できるようになるための日ごろの心得を紹介します。

1. 意識する

どんなに患者さんが異常のサインを出していても、看護師がそれを受け止める意識がなければ見過ごすことになります。患者さんの重症度にかかわらず、常にバイタルサインを測定する際には、「循環」「呼吸」「意識」の3つの視点をもち、**「いつもと違いはないだろうか？」「何か異常なことが起こっていないだろうか？」と意識して観察することが大切**です。

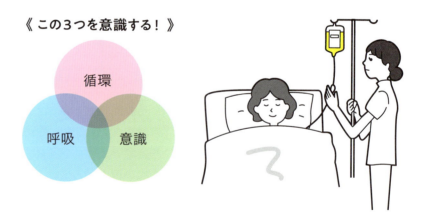

《 この3つを意識する！ 》

2. オーバートリアージを恐れない

臨床経験の少ない看護師は、どのようなときに報告を行うべきか迷うこともあると思います。私自身も新人のころ、「様子を見ていればいいよ」「そんなことで？」などと言われた経験があります。そのように言われると次から報告しにくくなり、どうすべきか悩んでしまいます。

今、そのようなみなさんには、「いいんです。自分が患者さんを見て、異常だと思うことは報告をしましょう」と伝えたいです。

きっと、その患者さんが実際に急変したときには「なぜ報告をしなかったの？」と言われます。報告をして自分がちょっと嫌な気持ちになったとしても、患者さんの急変を見逃すよりは気持ちの落ち込みは少ないはずです。そして何よりも、**何度も報告を行っていくことで、そこから患者さんの緊急性や重症度を学び、じょうずにトリアージができるようになっていきます。**

報告しようか迷っている間にも、患者さんの状態が悪化していくことがあります。迷っている時間はないのです。**最優先されるべきは患者さんの生命・安全です。**急変への徴候を見逃すことがないように、オーバートリアージを恐れずに報告していきましょう。

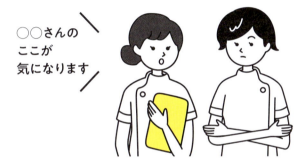

管理者であれば、スタッフがいつでも相談できるような職場の雰囲気をつくっておくことも、早期に急変対応するために重要です。

3. 報告から学ぶ

医師や先輩看護師に報告をしたとき、「様子を見て」と言われることがあります。これは「何もしない」ということではありません。引き続き、その状態を注意深く観察する必要があります。報告して終わりではなく、**医師や先輩看護師は報告からどのようにアセスメントしたのか、何に注意するのか、どのような状態となったら再度報告するのか**など、その後受けた指示や周囲の言動からも、学べることがたくさんあります。

他の人のアセスメントを知ることも大切です。

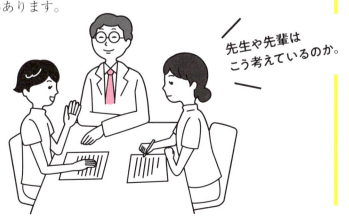

その1 急変を予測できるようになろう

4. 申し送りから急変への対応策を考える

　みなさんは、毎日の勤務開始時の申し送りをどのように活用していますか？　じつは申し送りは、急変対応の訓練になります。
　申し送りでの患者さんの状態把握後に、

❶この患者さんに何が起こりうるのか（急変の可能性はあるのか）
❷その際にはどのような症状が出現するのか
❸実際に起こった場合、自分はどのように対応するのか

を考えていきます。必要ならば、対応するための準備もしておきます。仮に急変が起こったとしても、自分で急変の予測と準備ができていれば、大きな混乱をまねくことなく対応できるはずです。

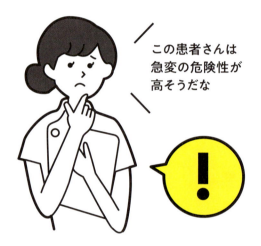

先輩ナースより

急性期以外の病院・施設では、看護師経験が長くても急変にあたったことがほとんどない人もいます。他の人の経験を自分の経験として学ぶことも大切です。

5. 急変を振り返る

　急変の予測だけではなく、実際に急変した患者さんからも学ぶことができます。「いつから、どんな症状があったのか」「どのように対応したのか」など、経過を振り返ることで、急変の原因や対応を学ぶことができます。
　実際に対応した看護師から、そのときの状況を聞くのもいいでしょう。他の人の体験を自分の経験値として活かしてください。

その2
急変時の初期対応の技術

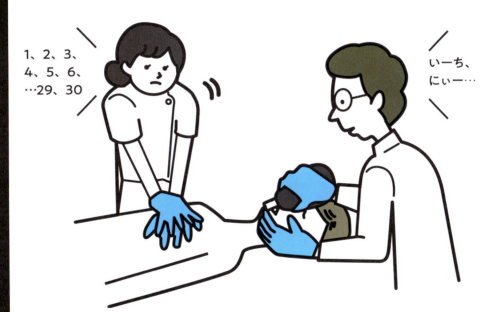

急変時の初期対応には「基本」があります。
基本を知り、必要な技術を身につけておくことで、
慌てることなく対応ができます。

その② 急変時の初期対応の技術

急変時の初期対応の基本

　急変時の初期対応の基本は、一次救命処置（basic life support：BLS）と二次救命処置（advanced life support：ALS）です。

　BLSは、急変発見直後に実施される胸骨圧迫、人工呼吸による心肺蘇生法（cardiopulmonary resuscitation：CPR）と自動体外式除細動器（automated external defibrillator：AED）による処置となり、病院以外でも実践される処置です。

　それに対してALSは、CPRとともに気管挿管、マニュアル式除細動、薬剤使用など医師による高度な医療処置です。

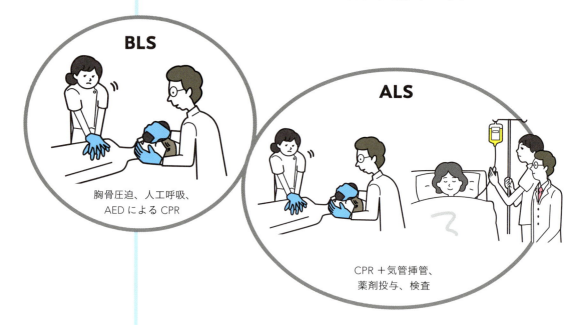

BLS
胸骨圧迫、人工呼吸、AEDによるCPR

ALS
CPR＋気管挿管、薬剤投与、検査

　病院内での患者さんの急変では、BLSとALSをうまく組み合わせて対応することで救命していきます。具体的には、**急変発見直後はBLSを実践し、医師の到着後にALSへ移行していきます。**患者さんの急変直後の対応であるBLSは、とても重要な処置です。**胸骨圧迫と人工呼吸が有効にできているかどうかが患者さんの救命につながる**といっても過言ではありません。

　BLSとALSには、それぞれのアルゴリズム（手順）があります。戸惑いなくスムーズに処置を行うためには、急変処置にかかわるすべてのスタッフがこのアルゴリズムを知っておかなければなりません。

先輩ナースより

初期対応である胸骨圧迫と人工呼吸の開始時期と適切な手技が救命につながり、とても大切です。

《院内での救命処置の流れ》

患者の急変発見

↓

BLS：一次救命処置

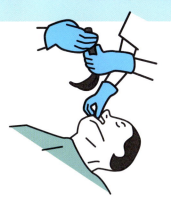
医師到着

↓

ALS：二次救命処置

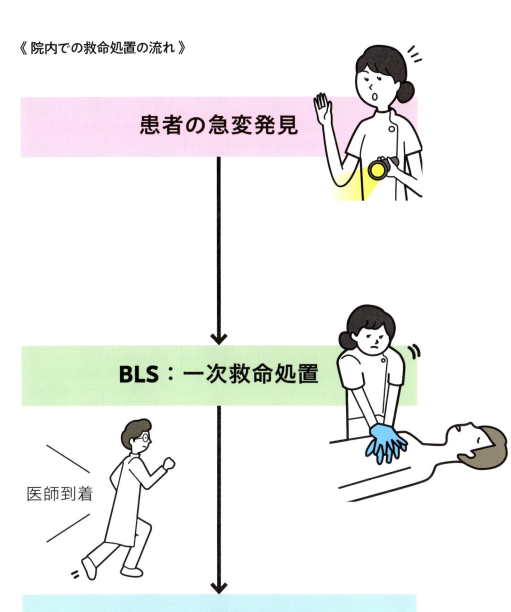

急変予測 / 初期対応 / チーム医療 / 記録方法 / 家族への援助 / 救急カート / シミュレーション

その2 急変時の初期対応の技術

成人の心肺蘇生の

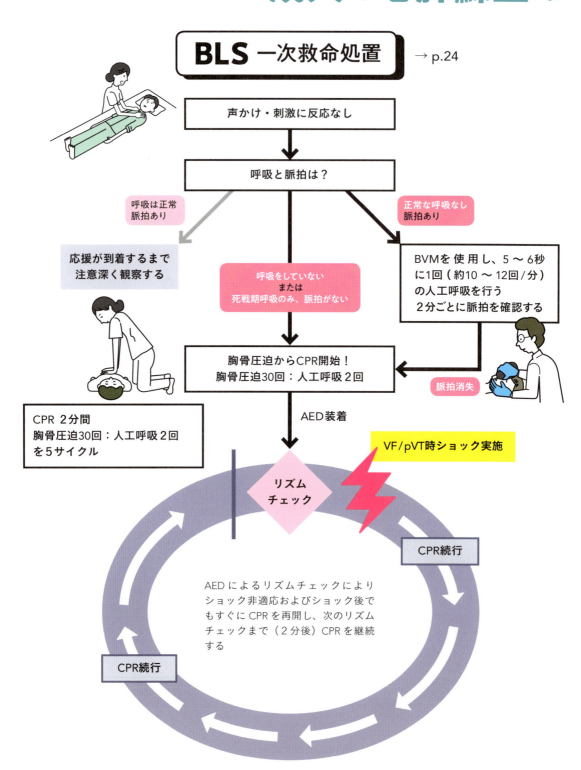

アルゴリズム

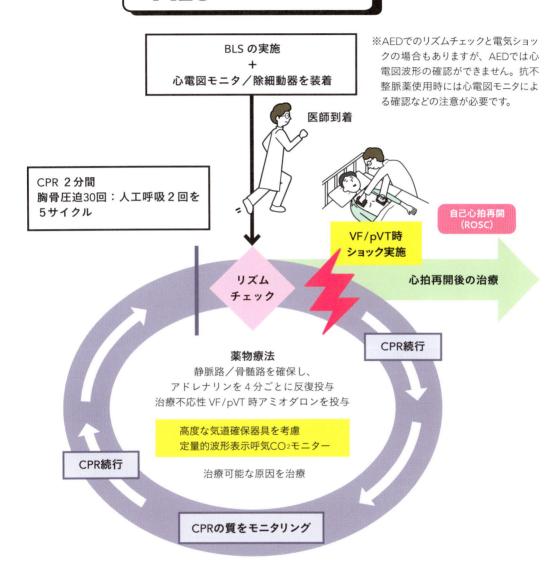

p.22, 23, 25, 41, 45, 53 の図は以下の2文献より作成
1）日本蘇生協議会監修：JRC 蘇生ガイドライン 2015. 医学書院, 東京, 2016：48, 49.
2）American Heart Association：ACLS プロバイダーマニュアル AHA ガイドライン 2015 準拠. シナジー, 東京, 2017：101.
Reprinted with permission Advanced Cardiovascular Life Support Provider Manual
©2015 American Heart Association,Inc. Arranged through Japan UNI Agency,Inc.,Tokyo

BLS
(basic life support)
一次救命処置

Step 1	患者の意識確認	p.26
Step 2	応援を呼ぶ	p.27
Step 3	呼吸と脈拍の確認	p.29
Step 4	CPR（心肺蘇生法）開始	p.32
Step 5	リズムチェック	p.41
Step 6	CPRの再開	p.43

BLSの全体像

BLSは急変した患者さんに対して最初に行う処置であり、医師が到着してから行う高度な医療処置であるALSまでの応急処置です。病院以外でも行われているもので、正しい知識と適切な処置方法を知っている人であれば誰でも実施できます。

看護師は、基本となるBLSの手技を必ず身につけておかなければなりません。まずはBLSのアルゴリズムをしっかりと覚え、必要となる手技の1つ1つを適切に行えるようになりましょう。

ここからは、BLSのアルゴリズムに沿って処置の手順を説明します。

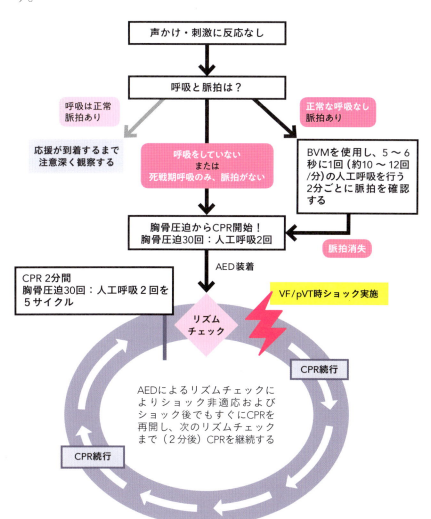

その2 急変時の初期対応の技術
BLS

Step 1 患者の意識確認

看護師は、医療従事者のなかで最も多くの時間を患者さんのそばで過ごしているため、患者さんの急変を発見することが多い立場にあります。

患者さんに対して「何かおかしい」と感じた場合には、**まずは「○○さん」と声かけをして意識状態を確認します。**「反応がない」場合は、再度声かけを行いながら**患者さんの両肩を強く叩きます。**これは覚醒障害の程度を確認するJCS（Japan Coma Scale）の「刺激を与える」部分に相当します。**それにも「反応がない」または「開眼しない」場合には、すぐに応援を呼びます。**

> 先輩ナースより
> 「変化に気付いた時間」はその後の心肺蘇生経過時間の起点となるので、必ず確認し記録しておきましょう。

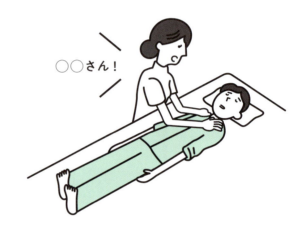

○○さん！

《 JCS（Japan Coma Scale）》

観察項目		スコア	反応	
Ⅰ	刺激をしなくても覚醒している	1	だいたい意識清明だが、いまひとつはっきりしない	点数が高いほど意識状態が悪い
		2	見当識障害がある（時、人、場所がわからない）	
		3	自分の名前、生年月日が言えない	
Ⅱ	刺激をすると覚醒する（刺激をやめると眠り込む）	10	普通の呼びかけで容易に開眼する	
		20	大きな声または身体を揺さぶると開眼する	
		30	痛み刺激にかろうじて開眼する	
Ⅲ	刺激をしても開眼しない	100	痛み刺激に払いのけるような動作をする	
		200	痛み刺激に少し手足を動かしたり顔をしかめたりする	
		300	痛み刺激にまったく反応しない	

Step 2　応援を呼ぶ

　急変時の処置は、短時間で迅速に行うことが必要であり、けっして1人ではできません。まずは応援のための人を集めることが大切です。急変した患者さんを目にすると、「どうしよう」「怖い」「早く人を呼ばないといけない」という思いから冷静さを失いやすく、自ら応援を呼びに行きたくなってしまいがちです。しかし、**急変した患者さんから目を離してはいけません。**その場を離れている間に患者さんの状態が変化する場合があり、経過をみておく必要があるからです。

　応援を呼ぶ際は**患者さんのそばを離れず、大きな声で応援を呼ぶ（コールアウト）**または**周囲に人がいないときはベッドサイドにあるナースコールで呼びましょう。**

　応援が来るまでの間は、患者さんの迅速評価および一次評価を行い、「呼吸をしていない、または死戦期呼吸」および「脈が触れない」場合は、胸骨圧迫を開始します。

　応援を呼ぶときのポイントは、**「緊急性」**と**「要請」**を伝えることです。「○号室の○○さんの意識がありません」など、緊急性があることをしっかりと伝えましょう。

　また、同時に「至急応援をお願いします」「先生（医師）に連絡してください」「救急カートとAEDを持ってきてください」などの要請も行います。

　言葉に「何を感じ」「何を思うか」は、人によって異なります。特に緊急事態の伝達は、明確な言葉で伝え、どのような人でも同じように受け取れる内容であることが大切です。報告の形式としてISBARC（アイエスバーク）を用いると簡潔明瞭に行うことができます。

先輩ナースより
患者さんのそばを離れずに応援を呼ぶこと、状態評価を行うことがポイントです。

迅速評価 + 一次評価
▶p.4を参照

先輩ナースより
私の経験上、緊急であるという明確な情報提供がない場合、人の集まりが遅くなる可能性があります。

ISBARC
▶p.82

その2 急変時の初期対応の技術
BLS

《 ISBARC 》

 事実を適確に・迅速に報告するためのツール

Identify	同定	対象者と報告者は誰か
Situation	状況・状態	何が起こっているのか
Background	背景・経過	臨床的背景は何か
Assessment	評価・考察	問題に対する自分の意見は何か
Recommendation	依頼・提案	問題に対する自分の提案は何か
Confirm	復唱	指示を復唱

急変で応援を呼ぶときは、**緊急性の高いことを最初に伝え、何をしてほしいのかを明確に伝えること**が大切です。患者さんの状況を長々と伝えていると、大事なポイントが薄れスムーズに伝わりません。「ISBARC」の項目すべてを伝えている時間や心の余裕がない場合は、「I」「S」「A」「R」だけでもこの順に伝えることができればよいでしょう。

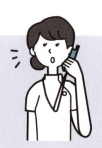

《 緊急コールの例 》

I：「○号室の○○さんの」

S：「意識がありません」

A：「急変です」

R：「先生への連絡と応援をお願いします」
「救急カートと心電図モニタを持ってきてください」

Step 3　呼吸と脈拍の確認

応援を呼び、応援の到着や救急カート、除細動器などが到着するまでの間に、患者さんの呼吸の確認と頸動脈での脈拍の確認を行います。

1　気道を確保する

意識消失の患者さんは、重力にて舌が落ち込み、気道が狭くなっていることが考えられます。そのため、まずは頭部後屈顎先挙上法にて気道の確保を行います。頸椎損傷が疑われる患者さんでは、下顎挙上法を用います。

《頭部後屈顎先挙上法》

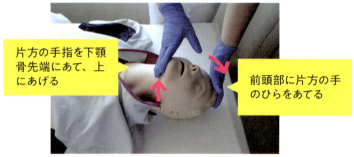

片方の手指を下顎骨先端にあて、上にあげる

前頭部に片方の手のひらをあてる

《下顎挙上法》

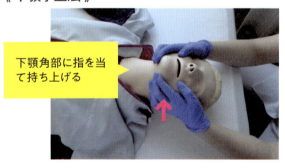

下顎角部に指を当て持ち上げる

呼吸状態の把握には、確実な気道確保が必須です。

口腔に異物がある場合は、一刻も早く除去します（p.67参照）。そのままにしておくと、気道の完全閉塞を招く危険があります。

2　呼吸状態を確認する

患者さんの鼻と口に耳を近づけ呼吸の音を確認し、同時に視線は胸部の上下運動を確認します。

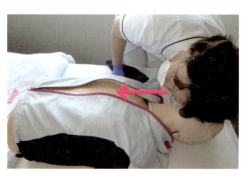

その2 急変時の初期対応の技術
BLS

3 脈拍を確認する

血圧は、部位により触れ始める圧が異なります。重要な臓器である脳血流の有無を判断するために、頸動脈で脈拍を確認します。

《脈拍の主な確認部位と触知時の血圧》

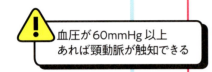
⚠ 血圧が60mmHg以上あれば頸動脈が触知できる

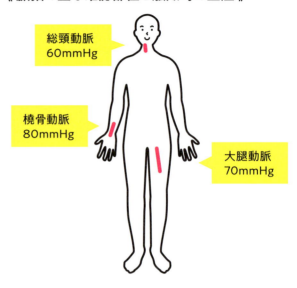

総頸動脈 60mmHg
橈骨動脈 80mmHg
大腿動脈 70mmHg

《頸動脈の脈拍確認》

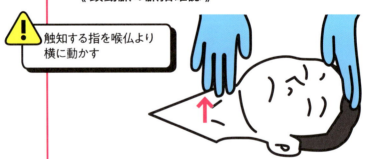
⚠ 触知する指を喉仏より横に動かす

● 脈拍の確認に自信がない場合

頸動脈での脈拍確認の際に、自分の技術に自信がなく、探す動作に時間がかかるケースをよく見かけます。脈が触れるかどうか曖昧な場合は、ほとんどが触知できない状態なのです。

10秒以内に明確な脈拍を触知できない場合は、躊躇せず触知不可としてただちに胸骨圧迫を開始しましょう。

BLSのアルゴリズムに沿った処置の開始

呼吸と脈拍の確認後、BLSのアルゴリズムに沿って処置を開始します。

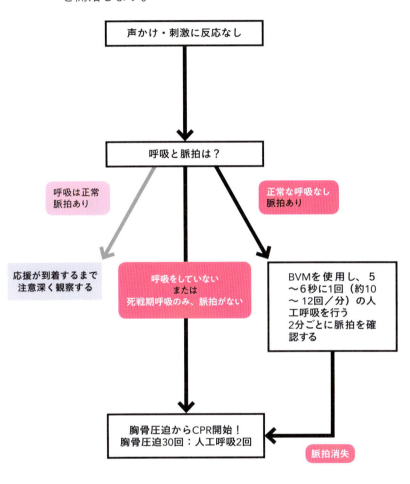

（BLSのアルゴリズム先行部分）

その2 急変時の初期対応の技術
BLS

Step 4　CPR（心肺蘇生法）開始

「呼吸をしていないまたは死戦期呼吸」および「脈拍が触れない」場合は、すぐに胸骨圧迫からCPRを開始します。

脈拍があり人工呼吸のみで対応している場合でも、その後脈拍が触れなくなる可能性があります。**必ず2分ごとに脈拍の確認を行い、脈拍が消失した時点よりCPRを開始**します。

応援が来た時点で、バッグバルブマスク（BVM）にて人工呼吸を開始します。**胸骨圧迫と人工呼吸は、胸骨圧迫30回のあとに人工呼吸2回のサイクル**で行います。

死戦期呼吸
しゃくりあげるような呼吸のこと。心停止直後に認める。

人工呼吸
▶ p.38を参照

《CPRの手順》

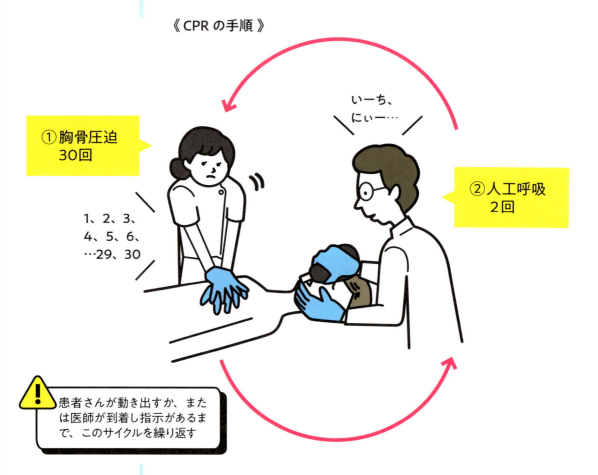

① 胸骨圧迫30回
1、2、3、4、5、6、…29、30

② 人工呼吸2回

いーち、にぃー…

⚠ 患者さんが動き出すか、または医師が到着し指示があるまで、このサイクルを繰り返す

CPR中は、「お互いのタイミングを合わせる」「CPRの実施を周囲へ知らせる」ために、**必ず声を出して数をカウント**しましょう。

● CPRを胸骨圧迫から開始する理由

心停止後は約3分で50％の人が死亡します。できる限り早期に胸骨圧迫をすることは、生存の可能性を高めます。そのため、成人に対するCPRは、人工呼吸よりも胸骨圧迫から開始することが推奨されています。

《カーラーの救命曲線》

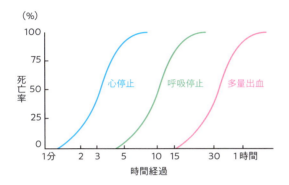

● 時間の管理

「カーラーの救命曲線」からもわかるとおり、患者さんの救命は時間との戦いです。そのため、「いつ急変したのか」「いつ発見したのか」「いつから蘇生術を開始したのか」は、とても重要な情報となります。

蘇生困難の判断や家族への説明などでも、「時間」は用いられます。「時間の管理」は必要不可欠なことです。必ず確認し、書きとめておくことが大切です。

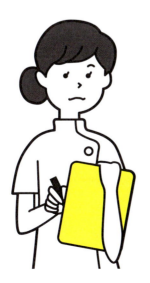

先輩ナースより

急変患者さんを目の前にしたときにあわててしまい、「時間」を見ることがなかなかできないのが現状です。日ごろから何かあったときに時計を見る動作を身につけておきましょう！

急変時の記録方法
▶その4 (p.85〜92)
を参照

その2 急変時の初期対応の技術
BLS

胸骨圧迫のポイント

適切な胸骨圧迫は、心臓や脳への酸素の循環をもたらし、心停止からの自己心拍再開（return of spontaneous circulation：ROSC）および生存の可能性を高めます。そのため、**どのような処置においても、胸骨圧迫の中断時間は短くする**（ガイドラインで**10秒以内**）ことが重要です。

1. 胸骨圧迫の部位

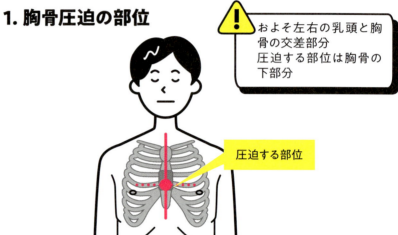

⚠️ およそ左右の乳頭と胸骨の交差部分
圧迫する部位は胸骨の下部分

圧迫する部位

先輩ナースより
圧迫部位がずれてしまうと肋骨を押すこととなり、肋骨骨折を合併するおそれがあるので、気をつけましょう。

2. 胸骨圧迫の姿勢

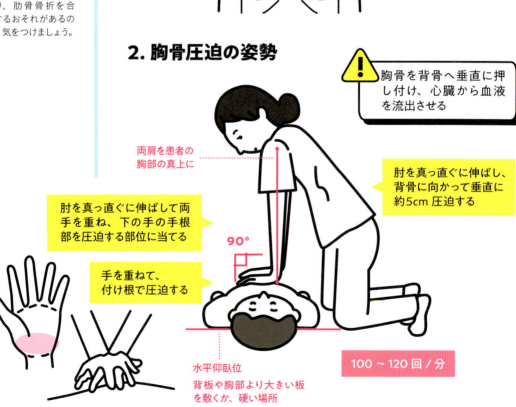

⚠️ 胸骨を背骨へ垂直に押し付け、心臓から血液を流出させる

両肩を患者の胸部の真上に

肘を真っ直ぐに伸ばし、背骨に向かって垂直に約5cm 圧迫する

肘を真っ直ぐに伸ばして両手を重ね、下の手の手根部を圧迫する部位に当てる

手を重ねて、付け根で圧迫する

90°

水平仰臥位
背板や胸部より大きい板を敷くか、硬い場所

100〜120回／分

3. 胸骨圧迫の深さ

背骨に向かって**垂直に約5cm沈むように**圧迫します。

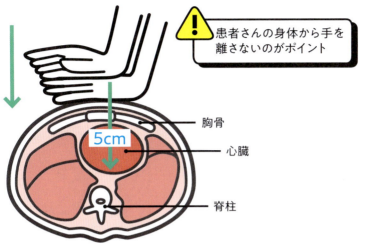

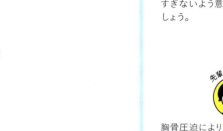
患者さんの身体から手を離さないのがポイント

「JRC蘇生ガイドライン2015」では、胸骨圧迫の強さ（深さ）は「約5cm以上、6cmを超えないようにする」とあります。わかりにくいですが、浅くなりすぎないよう意識しましょう。

胸骨圧迫により心臓から血液を流出させ、圧迫解除により心臓に血液を入れることが大切です。

病院では褥瘡予防のためにやわらかいマットレスを使用していることが多いと思いますが、圧迫の際は、身体がマットレスに沈みこむと有効な圧迫となりません。エアマットレスのエアを抜く（多くのエアマットレスには緊急用の脱気口が付いている）、バックボード（背板）を入れるなどの対応が必要です。

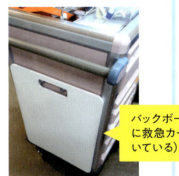
バックボード（一般的に救急カートにくっついている）

●バックボード挿入時の安全確保

バックボードを挿入する場合は、患者さんを持ち上げる必要があります。その際に、カテーテルやチューブが引っ張られ、抜けそうになることがあります。また、ショック循環で皮膚が湿潤していると、コードが引っ張られて心電図の電極がはがれ波形がフラットとなり、ドキッ！とした経験のある人もいるのではないでしょうか。

バックボードの挿入時には、ルートが背部に押し込まれたり、引き抜けたりしないように十分な配慮が必要です。必ず人数を確保して行いましょう。また、挿入後に各ルートの確認をしてください。

4. 圧迫の解除

圧迫後は、必ず**胸壁が元の位置に戻るまで**解除します。

圧迫と解除を繰り返しているとどんどん位置がずれていくことがあります。胸骨圧迫解除の際は、**胸壁から手が離れないようにし**ましょう。

先輩ナースより

CPRサイクルの人工呼吸2回の間に、圧迫部位にズレがないか再度確認し、胸骨圧迫を継続します。

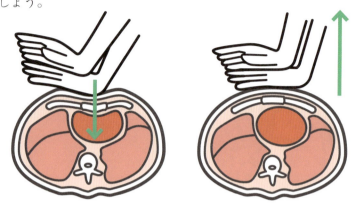

5. 胸骨圧迫の速さ

先輩ナースより

人により速さの感覚が異なること、過度の緊張により気持ちが焦り速くなっていく場合や疲労で遅くなっていく場合などがあります。お互いに声をかけ合い、適切な速さが保てるようにしましょう。

先輩ナースより

シミュレーション研修などでお互いにテンポをとり合うなどして、速さを体感しておくことも重要です。最近ではネットの動画で胸骨圧迫用のメトロノームが聞けるものもあります。

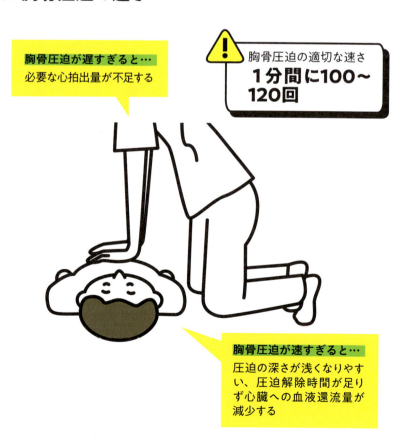

胸骨圧迫が遅すぎると…
必要な心拍出量が不足する

⚠ 胸骨圧迫の適切な速さ
1分間に100〜120回

胸骨圧迫が速すぎると…
圧迫の深さが浅くなりやすい、圧迫解除時間が足りず心臓への血液還流量が減少する

6. 人員交代

1人のスタッフによる長時間の胸骨圧迫は、かなりの疲労を及ぼし、胸骨圧迫の質が損なわれる可能性があります。複数人で交代しながら、質のよい胸骨圧迫を継続していきましょう。

交代の際は、声を出しながら圧迫をカウントし、人工呼吸2回の間にタイミングよく交代できるようにします。

リーダー看護師は、周囲の状況をよく観察し、交代を指示することも必要です。

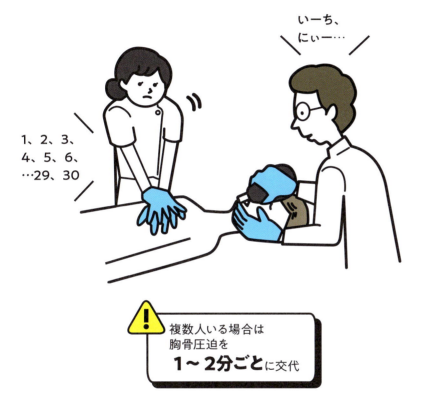

複数人いる場合は胸骨圧迫を**1〜2分ごと**に交代

その2 急変時の初期対応の技術
BLS

人工呼吸のポイント

　人工呼吸には、バッグバルブマスク（BVM）を使用します。自発呼吸が不十分および呼吸停止のときには、BVMを患者さんの顔に密着させ、すぐに人工呼吸を行います。

　バッグは、圧迫しても自然に元の状態まで膨らむので、酸素がなくても使用できます。リザーバーが装着されていると、酸素へと接続したときにリザーバー内は酸素で満たされるため、高濃度の酸素が投与できます。リザーバーが付いていないと、バッグが膨張する際に、大気中の空気を吸い込んで流量酸素と混じるため、酸素濃度は60%程度に減少します。

《バッグバルブマスク（リザーバー付き）の構造》

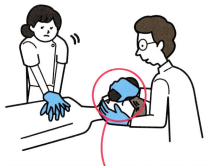

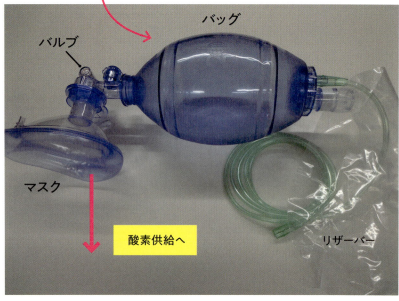

先輩ナースより

バッグバルブマスクには、成人用、小児用、乳児用、新生児用サイズがあります。対象に合ったマスクを選択しましょう。

《バッグバルブマスクのしくみ》

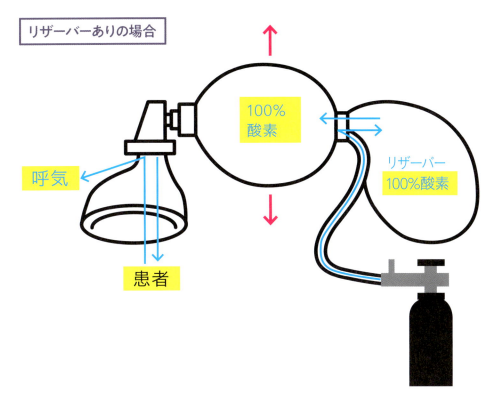

リザーバーありの場合

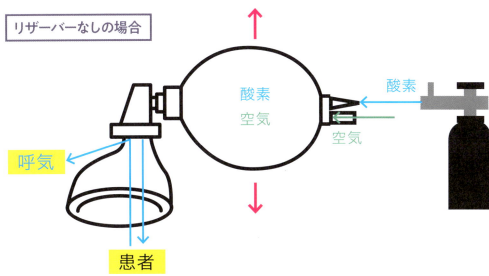

リザーバーなしの場合

その2 急変時の初期対応の技術
BLS

換気方法の基本

① 酸素を10L/分以上で流量し、バッグが1/3程度へこむまで押す。
② 患者さんの胸郭の上がりを確認しながら、1回1秒かけて送気し、2回換気する。

⚠️ バッグバルブマスクによる換気方法は2種類

● 1人で換気を行う場合　→ EC法

以下の方法で、マスクを患者さんの顔に密着させます。

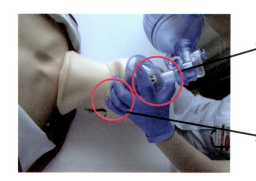

C 母指と示指で「C」の形をつくる

E 下顎から小指、環指、中指で「E」の形をつくり下顎を挙上する

EC法は、片方の手でバッグを押さえる・下顎を挙上するため、じょうずに気道を確保できないこともあります。しっかり練習しましょう。

● 2人で換気を行う場合　→ 母指球法

1人が母指球法でマスクを患者さんの顔に密着させ、残りの1人がバッグを押します。

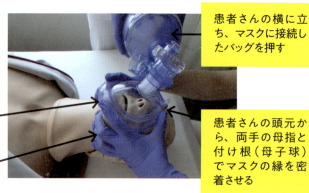

患者さんの横に立ち、マスクに接続したバッグを押す

示指でマスク下を固定する

残り3本で下顎を挙上させる

患者さんの頭元から、両手の母指と付け根（母子球）でマスクの縁を密着させる

胸骨圧迫の中断は10秒以内にしなければなりません。

じょうずに肺に酸素を送気できていなくても（特に1人換気法では起こりやすい）、人工呼吸は2回とし、10秒以内に胸骨圧迫を再開しましょう。

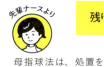
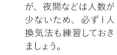
母指球法は、処置を行うスタッフの人数が多い場合には可能ですが、夜間などは人数が少ないため、必ず1人換気法も練習しておきましょう。

Step 5 リズムチェック

CPR実施中に、自動体外式除細動器（automated external defibrillator：AED）が到着したら、電源を入れてガイダンスに従って使用を開始し、患者さんの心拍のリズムチェックを行います。

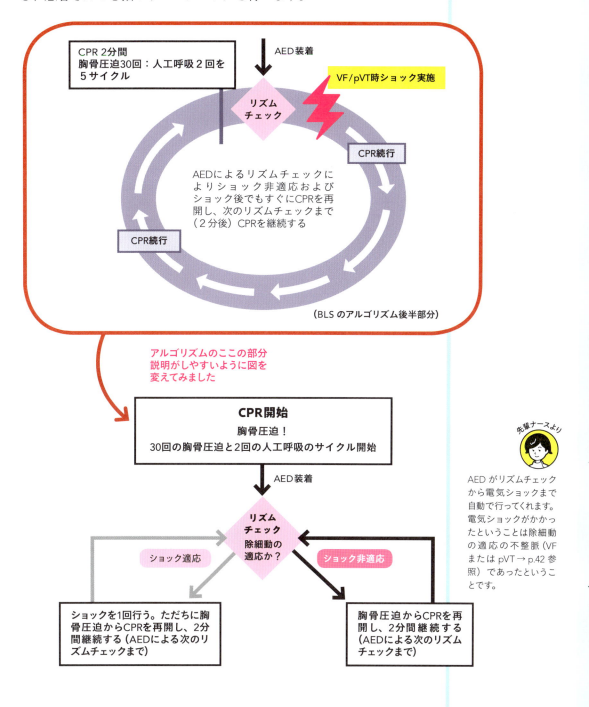

（BLSのアルゴリズム後半部分）

アルゴリズムのここの部分説明がしやすいように図を変えてみました

先輩ナースより

AEDがリズムチェックから電気ショックまで自動で行ってくれます。電気ショックがかかったということは除細動の適応の不整脈（VFまたはpVT→p.42参照）であったということです。

その2 急変時の初期対応の技術
BLS

AEDは医師の指示がなくても使用できる医療機器です。致死性不整脈が出現したら、早期に正常なリズムに戻す必要があり、AEDを使用することで救命につながります。自動でリズムチェックが始まり、除細動が必要なリズムである心室細動（ventricular fibrillation：VF）や無脈性心室頻拍（pulseless ventricular tachycardia：pVT）の場合には、ショックが作動します。

除細動
▶p.46を参照

心室細動（VF）
無脈性心室頻拍（pVT）
▶p.46を参照

●AEDが設置されていない場合

マニュアル式除細動器が設置されている病棟では、AEDが設置されていないこともあります。また、マニュアル式除細動器（DC）にAED機能が備わったものもあるので、自施設の機器を確認して、使用方法を熟知しておきましょう。

先輩ナースより

AEDや除細動器を持ってくるだけではダメです。
使用方法も必ず訓練しておきましょう。

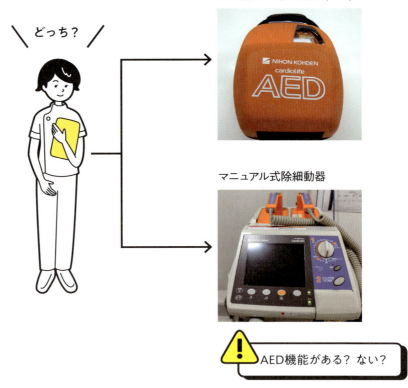

AEDが設置されていない、マニュアル式除細動器にAEDが搭載されていない病棟では、ベッドサイドでの心電図モニタでリズムチェックを行います。VFやpVTを認めたら、すぐに除細動器の電源を入れてパッドを貼り付け、医師の指示のもと、すぐにショックがかけられるように準備しておきます。

Step 6 CPRの再開

リズムチェック後にショックの適応がない場合（リズムチェック後に「ショックは不要」のメッセージが流れます）やショック後は、すぐにCPRを胸骨圧迫から再開します。

AEDは2分ごとに自動でリズムチェックを行います。患者さんの意識の回復や身体の動きなどの応答がない場合は、CPRとAEDを繰り返して、医師の到着を待ちます。医師が到着したら、二次救命処置（advanced life support：ALS）の開始です。

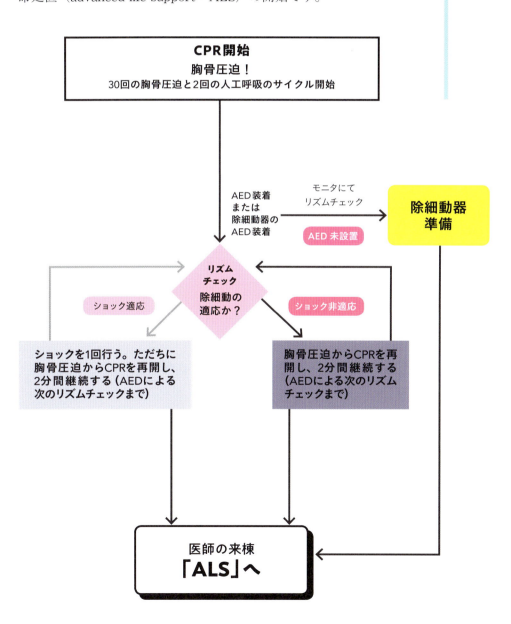

ALS
(advanced life support)
二次救命処置

- **Step 1** 除細動 …………………… p.46
- **Step 2** 静脈路の確保 ……………… p.50
- **Step 3** 薬剤投与 …………………… p.53
- **Step 4** 気管挿管 …………………… p.56
- **Step 5** 検査 ………………………… p.63

ALSの全体像

医師が到着したら、ALSを開始します。

ALSは、気管挿管や薬物投与といった、主に病院で行われる高度な心肺蘇生法です。ALSのアルゴリズムにはさまざまな種類（患者状態別）があります。自施設の急変時の対応の特徴を知り、その分野のアルゴリズムを熟知しておくことが大切です。

ここでは、「成人の心停止時のアルゴリズム」を説明します。

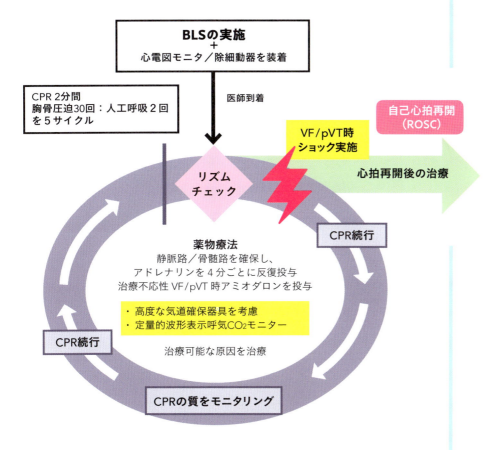

BLSからのCPRを継続しながら、ALSでは静脈路確保、薬物療法、気管挿管、原因検索のための検査などを並行して行っていきます。他の処置中でも胸骨圧迫の中断は10秒以内にとどめます。また、2分ごとにリズムチェックを行います。

VFやpVTを認めたら除細動を実施し、CPRを継続します。CPR中に自己心拍が確認できたとしても、頸動脈で脈拍を確認できない場合はCPRを継続します。

その2 急変時の初期対応の技術
ALS

Step 1 除細動

除細動とは、異常な電気興奮に対して「心臓に高電流を通し一時的に心臓を静止させ、洞結節からの刺激を促し洞調律へ戻す」治療法です。

VF、pVTは共に心室筋からの速い異常興奮であり、除細動の適応となります。しかし、心静止（asystole）や無脈性電気活動（PEA）は異常な電気興奮がなく除細動適応外であるため、除細動は行わずCPRを継続します。

先輩ナースより
心静止、無脈性電気活動（PEA）は、電気興奮がない、および保たれている状態のため、除細動の適応がありません。しかし、心臓のポンプ機能は失われているため、CPRは必要です。

《 4つの心停止波形と対応 》

心室細動（ventricular fibrillation：VF）

心室の筋肉が無秩序に興奮している状態で、心臓のポンプ機能は消失している。

無脈性心室頻拍（pulseless ventricular tachycardia：pVT）

心室内でのリエントリーや自動能亢進によるもので、脈拍が触れず心臓のポンプ機能が消失している場合の心室頻拍。

→ 除細動の適応

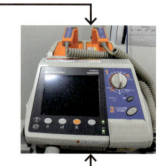

心静止（asystole）

心臓の電気的活動がすべて停止した状態。

無脈性電気活動（pulseless electrical activity：PEA）

VF、VT以外の何らかの波形が認められるが、脈拍が触知できない状態。電気的活動は保たれているが、心臓のポンプ機能は消失している。

→ 除細動の適応外　CPR継続

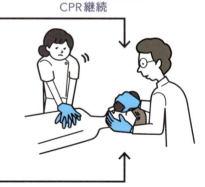

除細動の手順

1 パッドの装着

パッドを、心臓をはさみこむように第2肋間胸骨右縁（右前胸部鎖骨下）と第5肋間前腋窩線上（左側胸部左乳頭より下の前腋窩線上）に装着します。

《パッドの装着部位》

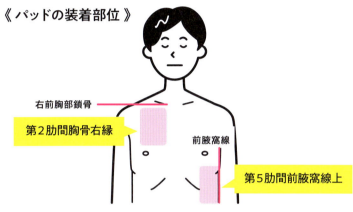

ペースメーカーの植込みをしている場合は、機械の上にパッドを装着するとエネルギーが遮断されることがあります。機械の上を避けてパッドを装着しましょう。

エネルギーレベルの設定

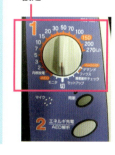

2 除細動器の充電

除細動器の電源を入れ、エネルギーレベル（通電出力）を設定し充電します。

除細動器には、二相性（biphasic）と単相性（monophasic）の2種類があり、それぞれの特性によって設定するエネルギーレベルが異なります。

《除細動器の種類と特徴》

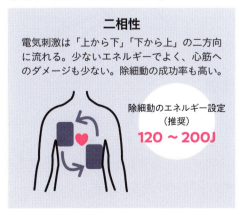

二相性
電気刺激は「上から下」「下から上」の二方向に流れる。少ないエネルギーでよく、心筋へのダメージも少ない。除細動の成功率も高い。

除細動のエネルギー設定（推奨）
120～200J

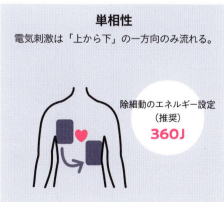

単相性
電気刺激は「上から下」の一方向のみ流れる。

除細動のエネルギー設定（推奨）
360J

その2 急変時の初期対応の技術
ALS

3 心電図モニタによるリズムの再確認

エネルギー放電前に、心電図モニタにて再度除細動の適応波形（心室細動、無脈性心室頻拍）であるかどうかを確認します。

4 放電

患者さんの周囲では、CPRを実施しているスタッフや血管確保など処置をしているスタッフが患者さんに触れています。放電の際には必ず声かけを行い、誰も触れていないことを確認してからパドルの放電ボタンを押し放電します。

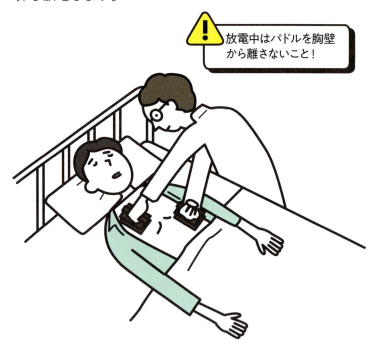

⚠ 放電中はパドルを胸壁から離さないこと！

5 CPRの再開

放電後はただちに胸骨圧迫からCPRを再開します。除細動にて不整脈が改善しても、除細動後の心リズムは徐脈であることが多く全身に必要な心拍出量を維持できていないため、CPRが必要となります。

6 リズムチェック

2分間のCPR後に、心電図モニタにてリズムのチェックを行います。VFおよびpVTが継続している場合には、除細動を再度実施し、CPRを継続します。心静止およびPEAであればCPRを継続します。

● 自己心拍再開（ROSC）

自己心拍再開（return of spontaneous circulation：ROSC）とは、自己心拍の出現と心臓から有効的な血液の拍出を含めた内容のことです。

CPR中にVF・pVT以外の心電図波形が出現していたら、必ず頸動脈で脈拍が触れるかどうかを確認します。心電図モニタで波形が出現していても、脈拍が触れない場合PEAにはCPRを継続します。

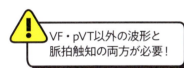
VF・pVT以外の波形と脈拍触知の両方が必要！

「脈拍が触れるかどうか」が大事です！

その2 急変時の初期対応の技術 ALS

Step 2 静脈路の確保

　CPRを継続しながら、薬剤投与に必要な静脈路を確保します。静脈路には、末梢静脈路のほかに、骨髄路、中心静脈路などがありますが、アプローチのしやすさ、確保にかかる時間などから、**末梢静脈路が第1選択**となります。

　骨髄路では専用の器材が必要となります。器具がない病院もあり、多くの場合は中心静脈路を第2選択としている場合が多いと思います。

《緊急時に確保する静脈路》

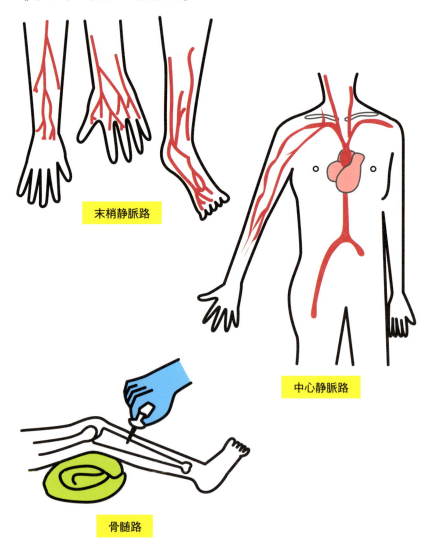

1. 末梢静脈路の場合

●確保部位

ショック循環に陥っていると、末梢静脈路の確保が難しい場合があります。**薬剤投与のためのルート確保が先決**であることから、場所は問いません。困難な場合には肘正中皮静脈が確保しやすいでしょう。

《肘正中皮静脈からのルート確保》

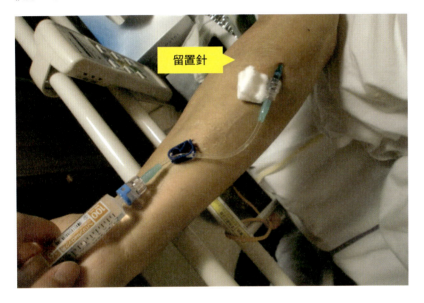

留置針

●留置針

急変対応時の静脈確保後には、強心薬や抗不整脈薬などの重要な薬剤が使用されるケースがほとんどです。翼状針は適さないので、静脈内留置針を使用します。患者さんの状態により、大量輸液・輸血を行うこともあるので、**18～20Gの太さを選択することが望ましい**です。

●固定

静脈路は薬剤を使用する大切なルートです。処置中に引っ張られて事故抜去することがないように適切に固定しましょう。

先輩ナースより

緊急事態では、次に行わなければならないことがたくさんあり、「まずはこれでいいか…」「仮留めして、後できちんとやり直そう…」と考えるスタッフも少なくありません。しかし、静脈路は重要な薬剤や輸液を行う大切なルートです。処置中の事故抜去を防止するためにも、きちんと固定を行うことが大切です。

2. 中心静脈路の場合

多くは、緊急処置後に患者さんの循環・呼吸状態が回復した時点で中心静脈路を確保しますが、末梢静脈路が確保困難な場合は、至急で行うこともあります。

●確保部位

鎖骨下静脈が、感染率が低く推奨されていますが、技術的に困難な部位でもあり時間を要します。緊急時は、薬剤使用のための確保が先決となりますので、内頸静脈や大腿静脈の使用もやむを得ません。

特に感染率の高い大腿静脈を選択した場合には、挿入部の汚染に注意し、患者さんの状態が安定したら、早期に他の部位への刺し替えを検討します。

●必要物品のセット化

緊急挿入時は時間との戦いです。必要な物品は医師に促されて出すのではなく、自ら進んで出せるように物品を熟知しておきましょう。

セット化されているものを活用したり、緊急時対応として物品をセットにしたりしておくことなども必要でしょう。

●確保するルートの数

緊急時に中心静脈路を確保できても、自己心拍再開（ROSC）後の治療にて複数の薬剤を使用する場合もあるので、まずは末梢静脈路を確保しておきます。患者さんの状態安定後に、不要な場合は末梢静脈路を抜去するようにします。

救急カート
▶ p.101 を参照

先輩ナースより
持続で薬剤投与を開始する場合は、それぞれの薬剤が混在することなく種類別に使用できるよう、ルートの整理を考えましょう。

例
トリプルルーメンの場合
1本目：メイン（輸液やivルート）
2本目：強心薬
3本目：抗不整脈薬

Step 3 薬剤投与

末梢静脈路を確保できたら、ALSのアルゴリズムに従って薬剤を投与します。自己心拍再開後は、原因によって治療に使用する薬剤は異なりますが、急変時に使用する薬物は、そう多くありません。ここでは、アルゴリズムで使用する薬剤を紹介します。

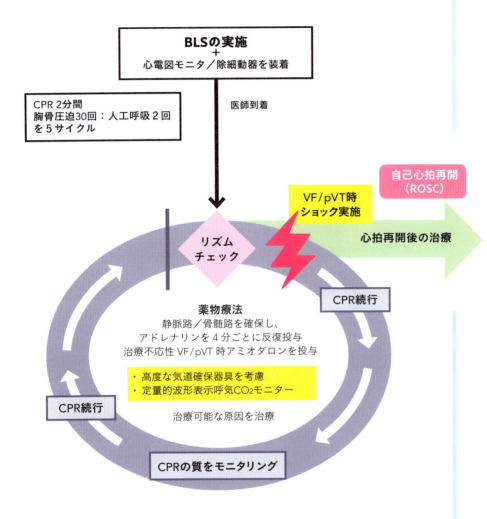

その2 急変時の初期対応の技術
ALS

❶ 血管収縮薬

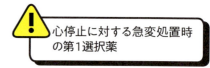
心停止に対する急変処置時の第1選択薬

「アドレナリン」

　心停止後、アドレナリンの投与が早ければ早いほど、自己心拍再開の可能性や生存率が高まるといわれています。

　CPRを継続しながら、**アドレナリン1mgを急速静注します。**2分後リズムの確認を行い、自己心拍が再開していなければ胸骨圧迫からCPRを再開します。

　アドレナリン静注は、自己心拍再開まで4分ごとに繰り返します。ガイドラインでは3～5分ごととありますが、リズムチェックの2分ごとに合わせて4分ごととしている施設が多いようです。

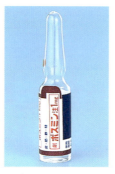
アドレナリン
（ボスミン®注1mg）

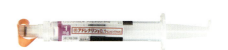
アドレナリン
（アドレナリン注0.1%シリンジ「テルモ」）

❷ 抗不整脈薬

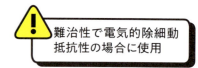
難治性で電気的除細動抵抗性の場合に使用

「アミオダロン塩酸塩」

　VFやpVTに対しての第1選択は電気的除細動となります。しかし、難治性で電気的除細動抵抗性の場合は、アミオダロン塩酸塩を併用します。

　アミオダロン塩酸塩は、1回目は300mgまたは5mg/kgを5％ブドウ糖液20mLで溶解し、ボーラス投与します。効果が認められない場合には、150mgまたは2.5mg/kgを追加投与します。

　アミオダロン塩酸塩の溶解液は「5％ブドウ糖」です。生理食塩水での溶解では、沈殿現象を起こすので気をつけましょう。緊急事態に備えて、5％ブドウ糖液とともに保管しておくとよいかもしれません。

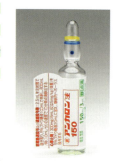
アミオダロン塩酸塩
（アンカロン®注150）

VF
▶ p.46を参照

pVT
▶ p.46を参照

先輩ナースより

緊急を要するときは、患者さんの体重を計算している余裕はありません。よって多くの施設では体重計算ではなく、1回目：300mg、2回目の追加投与：150mgとしているところが多いようです。

❸ その他の抗不整脈薬

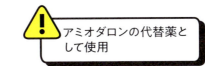
⚠ アミオダロンの代替薬として使用

「ニフェカラント塩酸塩」

　ニフェカラント塩酸塩は、用量依存性にQTが延長し心室頻拍（トルサード・ド・ポアンツ）出現の危険性があります。また、腎排泄のため腎機能が低下している患者さんでの使用を避けるなど、慎重に投与する必要があります。必ず心電図モニタによる監視下で使用しましょう。

　初回投与量0.3mg/kgを5分間かけてゆっくりと静注します。初回投与で効果があり、維持を期待する場合は、**1時間あたり0.4mg/kgで持続静注**を行います。

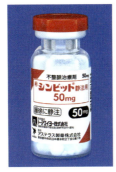

ニフェカラント塩酸塩
（シンビット® 静注用 50mg）

「リドカイン」

　リドカインは、静注用、点滴用、局所麻酔用など種類が多い薬剤です。医療事故を発生しやすいため、手に取る際には十分に確認を行いましょう。

　心停止では初回投与量1.0〜1.5mg/kgを静注します。初回投与で無効であった場合の追加投与では、初回投与量の半分である0.5〜0.75mg/kgを静注し、最大合計投与量3mg/kgまで投与できます。

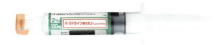

リドカイン塩酸塩
（リドカイン静注用 2%シリンジ「テルモ」）

先輩ナースより

薬剤の使用方法は、日本蘇生協議会の「JRC蘇生ガイドライン2015」を参考にしています。そのため添付文書と異なる部分があります。

その2 急変時の初期対応の技術 ALS

Step 4 気管挿管

　気管挿管は、確実な気道確保となります。しかし、確保には医師の熟練の技術を要し、患者さんの状態によっては困難を呈する場合もあります。また、挿入中はCPRの中断を強いられます。そのため、バッグバルブマスク（BVM）での人工呼吸が確実にできたうえで、熟練医師や応援医師の到着後に実施することが望ましいと考えます。

バッグバルブマスク（BVM）
▶ p.38を参照

気管挿管の準備

1 器材を準備する

- 喉頭鏡のブレードをハンドルに接続します。
- 気管チューブのカフを10mLシリンジで膨らませ、カフの損傷の有無を確認します。
- スタイレットを気管チューブ内に挿入します。
- 気管チューブの先端を軽く弯曲させ、リドカイン塩酸塩ゼリーを付けます。

《 気管挿管に必要な主な器材 》

⚠ 喉頭鏡はライトが点くか確認を！

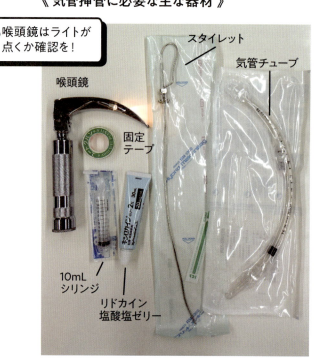

- **喉頭鏡**：口腔内に入れ、舌を押し付けて口腔内を見やすくし、先端に付いているライトで声門を確認する
- **挿管チューブ**：気管に入れて、気道の確保を行う
- **スタイレット**：挿管チューブは柔らかいため、スタイレットを入れて挿入をしやすくする。スタイレットは硬く、先端がチューブの先から出ていると、挿入の際に口腔や気管の粘膜を傷つけ出血させてしまうことがあり、チューブ先端の2cm手前にとどめる
- **10mLシリンジ**：挿管チューブのカフに空気を入れるためのもの。挿入前にカフに損傷がないかの点検でも使用する
- **リドカイン塩酸塩ゼリー**：挿管チューブの先端に塗り、滑らかに挿入できるようにする
- **固定テープ**：挿管チューブの挿入後、口角部位で頬からテープで固定する

2 ベッドまわりを整える

患者さんの頭元から気管挿管を行うため、まずはベッドボードを外します。医師が作業しやすいように、ベッドを全体的に上げておきましょう。

3 頭部のポジショニング

患者さんの頭部を、口腔－咽頭－喉頭の軸が一直線に近くなるようにスニッフィングポジション（sniffing position）にします。患者さんが通常使用している枕では高いことが多く、枕の替わりにバスタオルを使用してもよいでしょう。

《 スニッフィングポジション 》

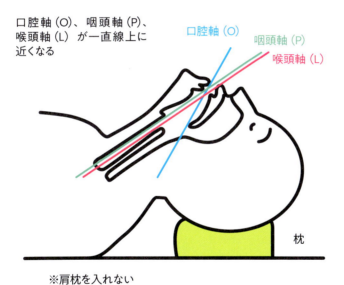

口腔軸（O）、咽頭軸（P）、喉頭軸（L）が一直線上に近くなる

口腔軸（O）
咽頭軸（P）
喉頭軸（L）
枕

※肩枕を入れない

4 十分に酸素化しておく

気管挿管の手技中は、人工呼吸が中断されます。手技を開始する前にBVMにて十分に換気をしておきます。

その2 急変時の初期対応の技術
ALS

気管挿管の介助

1 喉頭鏡を手渡す

喉頭鏡を開き、ライトの付いた状態で医師へ手渡します。

2 口腔内を吸引する

患者さんの口腔内に分泌物が多いときには、医師の視野の確保のために吸引します。

> 先輩ナースより
> 吸引は口腔内の分泌物除去のほか、気管チューブ挿入後に気道内の分泌物除去でも使用します。準備を忘れずに行いましょう。

3 気管チューブを手渡す

医師の声かけに従い、気管チューブを医師の利き手に渡します。

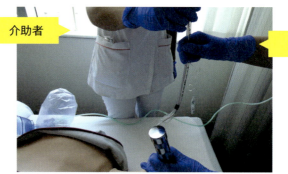

介助者／医師

● 喉頭鏡や気管チューブの向き

医師は、挿入部位を直視しており、視線を外しません。介助者は、医師が持ち替える必要がないように、喉頭鏡や気管チューブの向きに注意します。

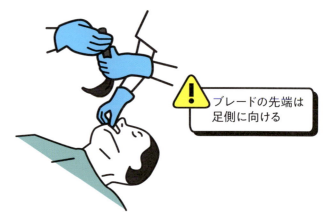

⚠ ブレードの先端は足側に向ける

緊急処置で慌ててしまい、向きがわからなくなったときは、「喉頭鏡やチューブの湾曲した先が患者さんの足元を向くように」と考えると、混乱しません。チューブは医師が持ちやすいように、中央を空けて渡します。

● BURP法

　気管挿管の際、医師が「のどを押して」と言うことがあります。これは輪状軟骨を後方、上方、右方（喉頭を右方へ移動）へ圧迫し、声門を見えやすくすることを指していて、この方法を「BURP法」といいます。

　似た手技で「セリック法」がありますが、これは胃の内容物の逆流防止のためのもので、輪状軟骨を後方へ圧迫します。目的が異なるため注意しましょう。

BURP法は、根拠に乏しく推奨はされていませんが、臨床ではよく使われます。

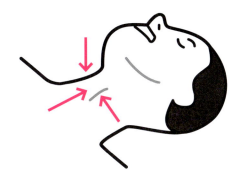

4 スタイレットを引き抜く

　医師が気管チューブを挿入したら、医師の声かけに従い、チューブの中に通してあるスタイレットを引き抜きます。

スタイレットを抜く際、医師がチューブを持っているから大丈夫だろうと、介助者がスタイレットのみを持って引き抜こうとすることがあります。誤ってチューブが共に抜けてきてしまうことがあるので、チューブをしっかりと持ち、スタイレットを抜くことが大切です。

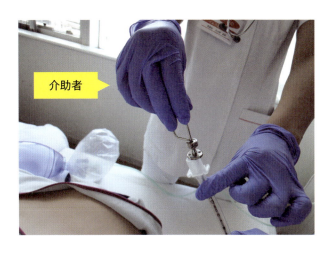
介助者

その2 急変時の初期対応の技術
ALS

5 換気を開始

シリンジでカフに空気を8〜10mL注入します。BVMのマスクを外し、バルブと気管チューブを接続したら、換気を開始します。その際、BVMが重いので、固定する前の気管チューブが抜けないようにしっかりと手で固定し、換気します。

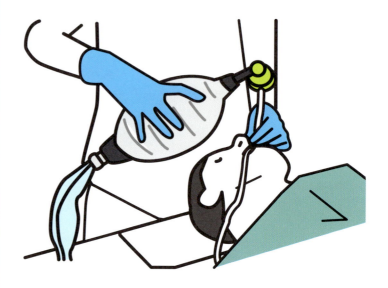

 チューブがずれないようにしっかり手で固定する

● カフ圧計を使用するタイミング

気管挿管の手技中のカフへの空気注入には、カフ圧計は使用しません。まずは挿入後の換気が優先されるからです。処置が終了し、患者さんの状態が落ち着いた時点でカフ圧計を用いて、**適正なカフ圧（20〜30cmH2O）**に調節します。圧が高すぎるとカフと接触している粘膜への圧迫・血流障害を起こすので、忘れずに行いましょう。

先輩ナースより

カフ圧計による適正カフ圧への調整は忘れやすく、次の勤務者まで行われないことが多々あります。
忘れずに行いましょう。

6 送気を確認する

BVMを押した際に、聴診器にて呼吸音を聴取し、適切に送気されているかを確認します。

《気管挿管後の確認ポイント》

目的：食道挿管、片肺挿管の可能性を除外すること

❶ 気泡音や胃膨満はないか？ ｝ 聴診器にて確認
❷ 左右差はないか？

❸ 全体的に見て、胸郭が上がっているか？
左右差はないか？
SpO_2 は低下してないか？

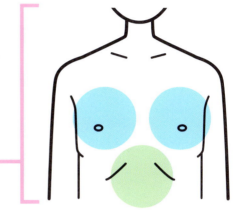

急変対応中は、その他の処置・検査が優先されることから、X線撮影での気管チューブの位置確認を後回しにすることが少なくありません。気管チューブの位置は、処置や患者さんの状態が落ち着いてから、X線撮影を行って確認することがほとんどです。常に❸の状態に注意しましょう。

先輩ナースより

気管チューブの先端は、第3～4胸椎の間または気管の分岐部より3～5cm上にあることを確認しましょう。

気管チューブの先端
3～5cm
気管の分岐部

7 気管チューブを固定する

気管チューブの挿入長さを患者さんの門歯の位置で確認し、テープまたは専用の固定器具で固定します。

8 人工呼吸器を装着する

BVMで換気後、チューブと人工呼吸器を接続します。**換気回数は、過剰とならないように10回/分程度に設定**します。過剰となると、静脈還流や冠還流圧が低下し、救命率が下がる危険性があるので注意しましょう。

その2 急変時の初期対応の技術
ALS

先輩ナースより
気管挿管中も医師が声門をとらえ、気管チューブを入れる寸前まで胸骨圧迫を続け、チューブが入ったことを告げられたら、すぐに再開します。
どのようなときでも、胸骨圧迫は10秒以上止めてはいけません！

●気管挿管の実施が困難なとき

気管挿管の実施が困難であると予測される場合や、実際に挿管が困難な場合には、声門上デバイスを使用することもあります。

ラリンゲルチューブやラリンゲルマスクは気管チューブよりも挿入が容易であるため、一時的に使用する症例も増えています。

《 ラリンゲルチューブの例 》

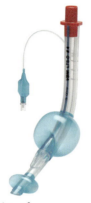

ラリンゲルチューブ
（写真 提供：スミスメディカル・ジャパン株式会社）

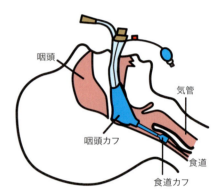

チューブ先端を食道に挿入し、食道・咽頭をカフで閉鎖することで、チューブからの送気が喉頭部から気管へ流れる

《 ラリンゲルマスクの例 》

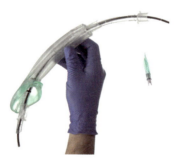

インターサージカル i-gel
（写真提供：Intersurgical Ltd.）

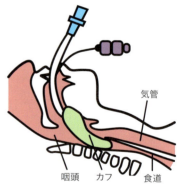

喉頭部にフィットさせ、カフで食道を閉鎖させることで、送気が喉頭部から気管へ流れる

●呼気終末期二酸化炭素濃度モニタの装着

気管挿管後、チューブの正しい位置確認にモニタリングが有効であるといわれています。また、ガイドラインでは、蘇生を20分以上行い、$ETCO_2$が10mmHg未満の場合、自己心拍再開（ROSC）の見込みがきわめて低くなるとしており、CPRの際にモニタリングされることが多くなってきました。

Step 5 検査

　CPRを継続しながら、同時に原因追究のための検査を実施します。心停止となる原因疾患にはさまざまなものがありますが、いずれも以下の5H5Tのいずれかの病態を経て心停止に至ります。これらを病態の改善をしない限り、いくら質の高いCPRを行うことができていても、回復は難しくなります。**原因疾患の診断と共に、心停止に至る病態の改善についても治療を行っていかなくてはなりません。**

《心停止の治療可能な原因（5H5T）》

- **H**ypovolemia　循環血液量減少
- **H**ypoxia　低酸素血症
- **H**ydorogen ion　アシドーシス
- **H**yper／hypokalemia　高カリウム／低カリウム血症
- **H**ypothermia　低体温

- **T**oxins　薬物中毒
- **T**amponade cardiac　心タンポナーデ
- **T**ension pneumothorax　緊張性気胸
- **T**hrombosis coronary　急性冠症候群
- **T**hrombosis pulmonary　肺血栓塞栓症

その2 急変時の初期対応の技術
ALS

1. 心停止の原因追及のための検査

❶血液ガス

　検査科に提出せずに測定可能な検査に、血液ガスがあります。急性期病院の救急室や集中治療室には、血液ガス分析の機器が設置されていることが多いと思います。医師による動脈血採血から、酸素化やアシドーシス（pH、O_2、CO_2、HCO_3^-、BE）のほか、Na、K、Clなどの電解質や血糖値、Hb・Ht値などの検査が可能です。
　夜間などチームの人数に限りがある場合や、応援医師が駆けつける前であれば、看護師による末梢静脈路確保時に採血し、静脈血をガス分析にかけると、酸素化以外の検査内容の指標となります。

❷採血

　血算、生化学を検査科へ提出します。患者さんの疾患や病歴などから予測される原因を考え、その診断補助となる項目や現在の状態を把握できる項目などを検査していきます。
　また、輸血の必要性が考えられる場合には、血液型や交差適合試験、緊急手術が考えられる場合には、凝固系検査なども提出します。患者さんの状態をみて、原因検索のほかに今後予測される処置に必要な項目も念頭に入れて検査していきます。

《 採血で必要な検査項目 》

出血が疑われる場合	血算（貧血、血小板）、生化学（肝機能、腎機能）、凝固能など
急性心筋梗塞が疑われる場合	血算（白血球、貧血）、生化学（心筋障害マーカー、腎機能）など

❸超音波検査（エコー）

　超音波検査は、心停止中でも実施することで、心収縮能の評価のほか、循環血液量、気胸、肺塞栓、心タンポナーデなどの治療可能な心停止の原因を確認できます。**すぐに使用できるように電源を入れておく**ことが必要です。
　CPR中に検査すると、胸骨圧迫を中断してしまうこともあります。医師との声かけを十分に行い、中断時間を10秒以内とすることを忘れてはいけません。

検査結果によっては、緊急で処置（緊張性気胸改善のための胸腔穿刺、心タンポナーデ改善のための心囊穿刺など）を行うこともあります。常に検査結果に耳を傾け、結果に合わせて早急に処置の準備ができるようにしておきましょう。

2. 自己心拍再開（ROSC）後の検査

サポートにより、循環・呼吸がある程度安定した後に行います。

❶ X線検査

原因検索のために心停止中に行われることもありますが、CPR優先のため、循環・呼吸サポート後に行われるケースがほとんどだと思います。

実施時は背部にフィルムを入れるために患者さんを持ち上げる必要があり、患者さんの循環動態が変動する危険があります。十分にモニタを観察しましょう。

ルートが引っ張られ、ルート・チューブ類が抜けるなどの事故も起こりやすいため、患者さんの安全のために、人数を十分に確保することが必要です。

❷ 12誘導心電図

心停止の原因として、急性冠症候群や致死性不整脈が考えられる場合には、自己心拍再開（ROSC）後に、診断の補助として12誘導心電図の記録が必要です。

❸ CT検査

確定診断のために、全身の画像診断を行うことがあります。循環・呼吸を安全・確実にサポートしながら検査室へ移動しましょう。人数確保やサポート機器の管理のみならず、検査室へ事前に患者さんの情報を提供し、待機時間がないように密に連絡をとり、連携することが大切です。

❹ その他

患者さんの心停止原因の検索結果で、急性心筋梗塞や肺塞栓の所見があれば、血管造影検査を行うこともあります。検査室への移動時の注意点は、上記のCT検査と同様です。

先輩ナースより

自己心拍の再開後、医療従事者はホッと安心します。しかし、原因が取り除かれていなければ、再度心停止を起こす危険性があります。検査中も、引き続き十分な循環・呼吸のサポートと観察を行いましょう。

その2　急変時の初期対応の技術

心停止以外の急変の初期対応

1. けいれん

　けいれんの程度は、部分的なものから全身性のものまでさまざまです。なかには部分的なけいれんから全身性へと増悪する場合もあります。全身性の大きなけいれんでは、呼吸抑制をきたし、脳の障害を合併する場合もあります。

　けいれんを発見したら、患者さんのそばを離れずに応援を呼び、応援到着まで患者さんの安全を確保し、嘔吐物がある場合には誤嚥しないよう気道の確保に努めます。けいれんの継続時間や意識レベル、呼吸状態などを注意深く観察し、応援が到着したら末梢静脈路の確保、酸素投与、心電図モニタの装着などを開始します。

　持続するけいれんや短時間のけいれんを繰り返すとき（けいれん重責発作）は、まずけいれんを止めることが大切であり、医師の指示にてジアゼパムを投与します。その後、けいれんの原因検索のための検査を実施します。

先輩ナースより
心停止時にも脳血流の低下からけいれんを起こすこともあります。脈が触れないときは前期のBLSを施行開始します。

《けいれんの対応例》

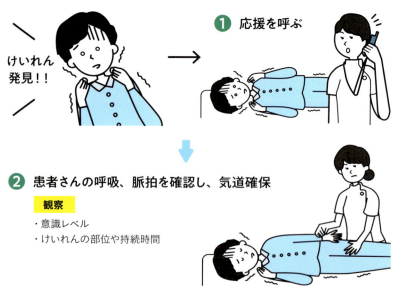

❶ 応援を呼ぶ

❷ 患者さんの呼吸、脈拍を確認し、気道確保
　観察
　・意識レベル
　・けいれんの部位や持続時間

❸ 応援到着　末梢静脈路の確保　酸素投与
　　　　　　心電図モニタを装着し、医師を待つ

2. 窒息

窒息は、気道の閉塞や狭窄により呼吸障害をきたします。気道の完全閉塞では、数分で呼吸停止および心停止をきたすため、早期の対応が必要です。すぐに応援を呼び、応援の到着まで気道の確保および呼吸・循環・意識レベルの評価を行います。

《チョークサイン》

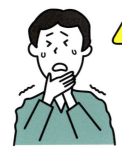
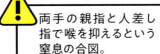

両手の親指と人差し指で喉を抑えるという窒息の合図。

先輩ナースより

咳ができない場合、腹部突き上げ法（ハイムリック法）を行うと教科書などには書いてありますが、患者さんが成人の場合はかなりの力が必要なことや、臓器を障害するリスクがあるなど、実際はあまり行われていないようです。私自身、一度も経験したことがありません。知識としてもっておいてください。

● 異物による気道閉塞の場合

まずは患者さんに意識がある場合には咳を促します。それでも異物除去ができないときには、背部叩打を行い、異物除去に努めます。意識が消失した場合は、胸骨圧迫からCPRを開始します。口腔内をのぞき、異物が取り除けるようなら、マギール鉗子や喉頭鏡などを使って除去します。盲目的に指を入れて取り除こうとすると、異物を奥に押し込んでしまったり、指をかまれるなどの危険があるのでやめましょう。

上記の方法で異物を取り除けない場合は、外科的処置が必要となることもあります。

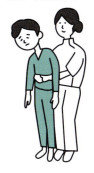

先輩ナースより

低酸素血症により意識消失した後は、数分後には心停止に至ります。

《異物による窒息（気道閉塞）の対応例》

窒息発見!!

→
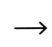

❶ 応援を呼ぶ

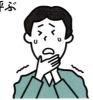
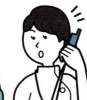

❷ 患者の状態確認（換気状態や意識レベル）

- 意識あり
  - 換気不良（完全閉塞） ― 咳を促す／背部叩打 ― 口腔内をのぞき異物の確認
  - 換気良好（不完全閉塞） ― 患者が咳をしている場合は本人の努力に任せる
- 意識なし
  - CPR 開始
  - 人工換気ごとに口腔内の確認

❸ 応援到着　呼吸停止や心停止に備えて準備し、医師を待つ
　　　　　　意識なしの場合は CPR 開始

●吐物（吐血含む）による気道閉塞の場合

　患者さんを側臥位とし、気道の吸引を行います。吐血の場合は、応援到着までに吐血性状や量などの確認、循環・呼吸・意識レベルの評価を行います。

　応援到着後には、循環血液量の減少や貧血への対応として、酸素投与、生体監視モニタの装着、末梢静脈路の確保、採血や輸血、呼吸不全増悪時の気管挿管の準備などが必要となります。

●アナフィラキシーや喘息重責発作による気道閉塞の場合

　ショックや心停止に至る危険性が高いため、応援到着後に生体監視モニタの装着、酸素投与、末梢静脈路の確保、外科的処置の準備などを行います。

3. 下血

　初期対応は上記の「吐血」とほぼ同様ですが、上部消化管出血の場合は、吐血による気道閉塞の危険性があります。下血といっても、気道確保、気道吸引の準備は必須です。

その3

急変時のチーム医療

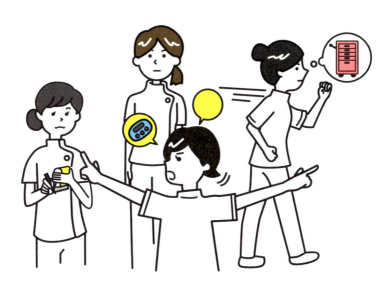

急変時のチーム医療で大切なことは、
さまざまな職種の集まりであるチームが、
患者さんの状態改善（蘇生の成功）という共通した目標・目的に
向かって対応することです。
そのためには、チーム内での自分の役割の認識と、
スタッフ相互の良好な関係が必要です。

急変対応のための役割分担

　急変対応である救命処置にかかわるスタッフは、多ければよいというわけではありません。人数が多すぎると、リーダーシップをとる者が個々のスタッフの動きを把握したり、サポートしたりできなくなるからです。では、適切な人員数とはどれくらいなのでしょうか。

1. 適切な人員数は6名

　急変時の蘇生処置は、チームリーダー、気道確保、胸骨圧迫、静脈路確保、除細動、記録（時間管理）に分担されます。したがって、適切な人員数は6名となります。

　配置されるスタッフ6名のなかには医師も含まれます。医師が1名の場合は、気道確保に医師を配置することが多いでしょう。医師が患者さんおよびスタッフなど全体を見渡して指示を出し、医師にしかできない気管挿管手技を行います。看護師は、それ以外の役割を分担することになります。

2. スタッフの配置

　各役割は配置が決められています。そこに立つことは、「その位置で果たすべき役割は私が担います」という意思表示になります。急変時には、応援スタッフが患者さんの周囲に集まりますが、チームリーダーの指示がなくても、その立ち位置から自分の役割を認識することも大切です。

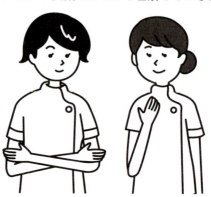

チームそれぞれの役割をしっかり理解しておきましょう。

《 チームの役割分担と配置の例 》

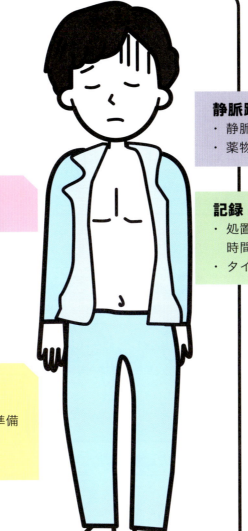

気道確保
・BVM 換気
・気管挿管

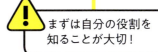
まずは自分の役割を知ることが大切！

静脈路の確保／薬物投与
・静脈路の確保
・薬物投与

胸骨圧迫
・胸骨圧迫の実施

記録（時間管理）
・処置時間および薬物投与時間の記載
・タイムキーパー

AED／除細動器／モニタ
・除細動とモニタの準備
・機器の操作
・モニタ評価

チームリーダー
・役割分担（割り当てられない役割の責任を負う）
・必要に応じてメンバーにフィードバックを提供（CPR の質の評価）

その3 急変時のチーム医療

先輩ナースより

救命チームに動員されたスタッフが、自分の役割を認識し、与えられた役割を適切に遂行することは、蘇生を成功に導く質の高いパフォーマンスに欠かせません。

配置されたスタッフは、与えられた役割を正しく遂行し、患者さんのそばを離れてはいけません。これができないと6名以上の人員が必要となり、チームの混乱をまねくことになります。

《 よくない対応の例 》

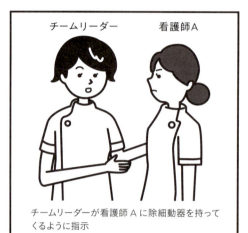
チームリーダーが看護師Aに除細動器を持ってくるように指示

1
BLSの処置のとき、チームリーダーが「Aさん、除細動器を持ってきて!」と依頼し、看護師Aは「はい!」と返事をしました。その時点で、看護師Aは除細動器担当です。

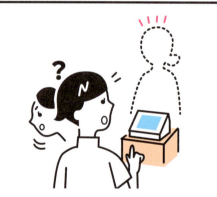
チームリーダーがふと見ると、除細動器はあるがAはいるべき位置にいない

2
チームリーダーがふと見ると、除細動器は患者さんのそばに置いてありますが、看護師Aの姿が見えません。看護師Aは静脈確保担当者の介助をしていたのです。チームリーダーはアルゴリズムに沿って患者さんのリズムチェックがしたいのですが、除細動器の担当者がいません。

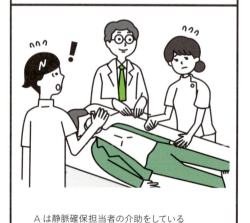
Aは静脈確保担当者の介助をしている

3
チームリーダーは看護師Aに除細動器の役割へ戻るよう声をかけることもできますが、介助中であり、すぐには戻れません。しかし、リズムチェックはすぐに行わなくてはなりません。6名以外の他のスタッフを動員するか、チームリーダーが除細動を行うかの判断となります。

スタッフがこのような動きばかりをしていると、必要な人数がどんどん増え、誰が何を担当しているのか不明確となり、チームが混乱します。このチームにはさまざまな課題があり、患者さんの蘇生を成功させることが難しいのは明白です。

救命チームに動員されたスタッフが自分の役割を適切に遂行するには、1人1人のスタッフが救命に必要な処置の内容を理解し、実践できることが大前提です。また、チームで実践することで生まれてくる動力をよりよく活かすには、シミュレーション研修が必要となります。

シミュレーション研修
▶ p.110

3. 夜間など人員数が足りない場合

人の数が少なくても、役割の数は変わりません。以下の方法から選択します。

❶他の病棟へ応援を依頼する
❷他の職種(臨床工学技士や診療放射線技師など)に応援を依頼する
❸役割を兼任する

❶は他の病棟の看護師の配置人数が減ってしまい、業務に支障をきたすことが考えられ、❷はBLSからALSへと移行した際に行える処置が限られますし、夜間必ずしも勤務しているとは限らない施設もあります。そのため、多くの施設では❸を選択していることが多いようです。

BLSは、医師や看護師以外の職種でも行えるように、院内の医療従事者全員が学んでおくとよいですね。

4. チームの役割分担（4名の場合）

　夜間など医師が1名の場合、医師が気道確保に入る場合が多いため（p.70参照）、「記録とチームリーダー」「胸骨圧迫と除細動」が兼任となります。

　治療や処置の指示や方向性を示すチームリーダーは、医師の役割です。しかし、医師が1名で処置に追われている場合は医師を補助する役割が必要で、その一部を看護師がチームリーダーとして担うことになります（p.76参照）。

　また、「胸骨圧迫は10秒以上の中断はできないのに、兼任で大丈夫？」と思う人がいるかもしれません。しかし、除細動処置は、AEDを使用している場合は自動で行ってくれます。AEDが搭載されていないマニュアル式除細動器の場合でも、人工換気中にエネルギーを充電・放電し、除細動後すぐに胸骨圧迫に切り替えることは可能でしょう。そして、胸骨圧迫の人員交代や医師の気管挿管への介助は、静脈路確保者が行うのがよいと思います。

　大切なのは、**どのように役割を兼任するかを、各施設で決定しておくこと**です。

動線が交差しないよう、患者さんの周囲の配置も考慮しましょう。

●急変発生時に周囲に誰もいない場合

　急変時に周囲に誰もいないときは、応援をすぐに呼ぶことが大切です。応援が到着するまで、急変にあたったスタッフは、一次評価の「呼吸」「循環」「意識」を確認します。

　呼吸をしていない、脈が触れない場合は、CPRの開始です。応援到着を待たずに、すぐに胸骨圧迫を開始しましょう。それが、急変にあたったスタッフの役割です。

●応援にきたのが新人だけだった場合

　応援に駆けつけたスタッフ全員が蘇生に精通しているわけではありません。スタッフの日ごろの技量を把握しておかなければ役割分担ができないのです。リーダーシップをとる看護師は、同じ勤務帯のスタッフの技量は必ず確認しておきましょう。

　役割分担後に、スタッフから「経験がない（できない）」という自分の限界や「これならできる」という意思表示ができるような環境づくりも大切です。応援に駆けつけたスタッフが新人でも、そのスタッフができる役割を分担し、チームの一員としてじょうずに活用していくことも、リーダーシップをとる看護師に必要な能力の1つとなります。

急変時の対応で、スタッフができなかった部分に関しては、対応の後で必ずできるように知識・技術の習得を促しましょう。次にできるようになっておくことが大切です。

《 チームの役割分担と配置の例（4名の場合）》

気道確保

静脈路の確保／薬物投与

兼任
- 胸骨圧迫
- AED／除細動器／モニタ

兼任
- 記録（時間管理）
- チームリーダー

先輩ナースより

この場合、胸骨圧迫者はその場を離れられないので、除細動やモニタを持ってくるのはチームリーダーまたは静脈路確保の担当者となります。

その3 急変時のチーム医療

急変対応時に求められるスタッフの役割

　通常、急変対応時のチームリーダーには医師が立ちます。処置や治療の指示など医療的介入とその方向性を示すためです。しかし、中小規模の施設や夜間では、医師が1人の場合が多く、包括的にリーダーシップをとることが困難となります。実際に医師は処置の実施を行っていることが多く、チームリーダーの役割をすべて実施することが難しいからです。

　そのため、**チームリーダーである医師を補助する看護師の存在が重要**となります。医師が到着するまでは、蘇生に精通している看護師がチームリーダー役を担います。医師の到着後はその看護師が医師を補助する立場にまわることになります。

先輩ナースより
スタッフ全員が蘇生に精通しているわけではありません。スタッフの技量を把握している看護師が役割分担とフォローを行うことが多いと思います。

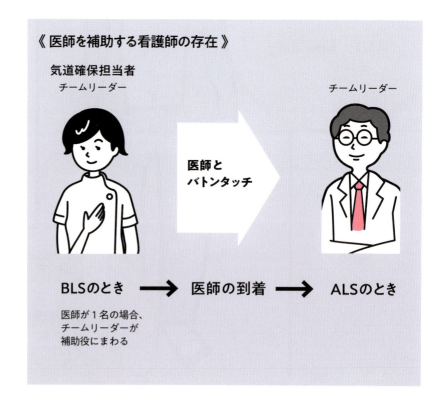

《医師を補助する看護師の存在》

気道確保担当者 チームリーダー　→　医師とバトンタッチ　→　チームリーダー

BLSのとき　→　医師の到着　→　ALSのとき

医師が1名の場合、チームリーダーが補助役にまわる

そもそもチームリーダーとメンバーの役割とはどのようなものでしょうか。

チームリーダーの役割

- グループを統率する
- メンバーの仕事ぶりを監視する
- メンバーの理解を促す
- メンバーをサポートする
- すぐれたチーム行動のモデルを示す
- 包括的な治療に焦点をあてる

⚠️ 包括的

蘇生を成功に導くための質の高いパフォーマンスチームには、チームを統率するリーダーが必要です。チームリーダーは、各メンバーの行動を統括し、すべての作業が適切なタイミングと方法で実施されていることを確認する責任があります。メンバーは個々の作業に集中するのに対して、チームリーダーは包括的に急変処置をとらえていくことが大切となります。

メンバーの役割

- 役割分担を明確に理解する
- 役割を遂行する心構えをもつ
- アルゴリズムに精通する
- 蘇生成功への力を発揮する

⚠️ 個別的

個々の役割と責任を理解して遂行し、成し遂げることが大切です。そのため、技術に習熟している必要があります。そして、個々のメンバーの行動は、チームダイナミクスへと大きく影響します。

《 チームリーダーとメンバーの役割 》

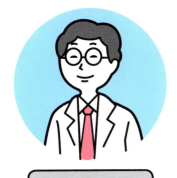

チームリーダーは全体を見る

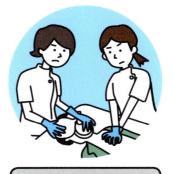

メンバーは個々の処置をしっかりと行う

その3　急変時のチーム医療

チームダイナミクス
(Team dynamics)

　チームダイナミクスとは、「**集団構成員の相互の依存関係から派生する力学的特性**」です。人は、個人が集まって集団となったときに、集団ゆえに生まれる動力に従って行動します。言い換えれば、「**個人（メンバー）が集団（チーム）から影響を受け、個人（メンバー）が集団（チーム）に影響を与える**」ということです。
　よりよいチームダイナミクスには、それを構成する要素があります。

《 チームダイナミクスの8つの構成要素 》

カテゴリ	構成要素
役割	1　明確な役割と責任分担 2　自己の限界の認識 3　建設的な介入
伝える内容	4　情報の共有 5　再評価のまとめ
伝える方法	6　クローズドループコミュニケーション 7　明確な指示 8　互いの尊重

　チームダイナミクスの要素を、行動として具体化したものを以下に挙げます。

> **クローズドループコミュニケーション**（closed loop communication）
> 自分の声かけが、相手にきちんと届いて正しく理解されているかを確認し、情報を受けとった側も理解したことを相手に伝えるというコミュニケーション方法。

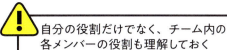
自分の役割だけでなく、チーム内の各メンバーの役割も理解しておく

《チームダイナミクスの要素と具体的な行動》

		チームリーダー	メンバー
役割	明確な役割と責任分担	● 明確にすべての役割を振り分ける ● 重複したり、重要な役割が抜けることがないように調整する	● 自分の力量に応じた役割をみつけて動く ● 自分の力量以上の役割であれば（対応できない）リーダーへ告げる
	自己の限界の認識	● 自分の能力や力量を超える場合には、援助を求める ● 蘇生がスムーズに進行しない場合、専門家や経験者の援助を求める	
	建設的な介入	● 蘇生中、メンバーからすぐれた提案があれば受け入れる	● 自信をもって提案する ● 他者が間違っていると感じたら質問する
伝えるべき内容	情報の共有	● なかなか蘇生ができないときはメンバーと話し、情報、アイデア提案を求める	● 他のメンバーとも情報、アイデア、提案を共有する
	再評価のまとめ	● 記録をもとに途中経過を要約し、今後の方向性を周囲に伝える ● 再評価を行い、必要と判断すれば治療戦略を変更する	● 患者さんの状態変化が考えられるときには観察の回数を増やす
伝える方法	クローズドループコミュニケーション	● メッセージ、順序、指示をチームに伝える ● メンバーからの明確な応答を確認する ● 1人に複数の指示をしない ● 役割遂行を確認した後に次の指示を与える	● 指示に対して明確な返答をする ● 役割遂行終了時は、リーダーに伝える
	明確な指示	● はっきりとした口調で伝える、話す ● 感情的にならない 　怒鳴る・叫ぶはチームの対話力を弱める ● 不明瞭な言動はしない	● 指示は復唱する 　復唱は明確な口調で伝える ● 少しでも疑問を感じたら質問する
	互いの尊重	● 親しみやすい口調で話す ● 怒鳴らない ● 正しく処置が遂行されたときには「ありがとう」と認める ● 自分のことのみに没頭せず、周囲に関心をもつ	

日本医療教授システム学会監修, 池上敬一, 浅香えみ子編著：患者急変対応コース for nurses ガイドブック, 中山書店, 東京, 2008；63-64. より一部改変して転載

　急変時対応のチームスタッフは、このチームダイナミクスの要素をもって行動しなければなりません。個々の行動がチームを活性化させ、活性化されたチームが個々の建設的な行動を生むというかたちで、互いに影響を与えていきます。

　すべての項目を一度に習得することは困難です。しかし、チームダイナミクスの要素は通常の業務においても必要です。まずは日ごろからチームダイナミクスを意識することで、ひとつずつ行動できるようにしていきましょう。

その3　急変時のチーム医療

チームステップス
(Team STEPPS)

　チームステップス（team strategies and tools to enhance performance and patient safety：Team STEPPS）とは、「医療のパフォーマンスと患者安全を高めるためにチームで取り組む戦略と方法」と訳され、**良好なチームワークを確立し、医療行為全般のパフォーマンスと患者さんの安全性を高めるために作成されたチーム戦略**のことです。急変対応の際にも、これを用いることで、蘇生を成功に導く質の高いパフォーマンスチームを実現できるといわれています。

　もともとは、米国の航空業界などの事故対策から作成されたチーム戦略ですが、日本でも患者安全の推進を目的に用いられるようになりました。

　チームステップスは、ノンテクニカルスキルである4つの行動特性（**リーダーシップ、コミュニケーション、状況モニタ、相互支援**）から構成され、チーム・ダイナミクスの要素と重なる部分も多くあります。この4つの行動特性を個々が身につけることで、**チームとしての「知識」「態度」**が向上し、よりよいパフォーマンスへとつながっていきます。

《 チームステップスのイメージ 》

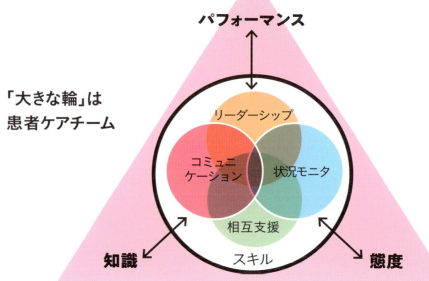

1. チームステップスを構成する4つの行動特性

❶リーダーシップ

　リーダーシップとは、患者安全の維持・確保を目的としてメンバーへ指示を出し、メンバー間の調整を行い、チームが最適なパフォーマンスをできるようにする能力です。

　具体的には、メンバーの役割を明確にする、期待されるパフォーマンスを示す、問題発生時には話し合って、問題を解決に導くなどの行動が求められます。

❷コミュニケーション

　コミュニケーションでは、メンバー間で情報を効果的に交換することが求められます。正確かつタイムリーな情報を明確かつ具体的に、責任をもって発信・受信します。定式化されたコミュニケーションツールにより、重要な情報を伝え、伝えた情報が理解されているかを確認します。また、情報を受けたときは、理解したことを明確に伝えることも重要です。

❸状況モニタ

　状況モニタで求められるのは、患者安全のために個々あるいはチームの状況を観察し、その評価を周囲に発信することです。チームの置かれている状況を理解し、チームのパフォーマンスを観察することでお互いのニーズを予測します。

❹相互支援

　スタッフどうしでサポートし合い、不適切な行動に対しては早期にフィードバックを与え、修正できるようにすることが、相互支援です。メンバーの仕事量と遂行能力、精神面を考慮しながら仕事を委譲してバランスを保ち、チーム内の対立には建設的に介入することで、対立の原因を解決していきます。

急変時のチーム医療

2. チームステップスの代表的なツール

4つの行動特性には、それぞれを実践するためのいくつかのツールがあります。そのなかで、急変対応時によく使用されるツールを、ここではご紹介します。

❶ コールアウト（call out）

重大で緊急を要することを、大きな声でチーム全体に同時に伝わるように発信する方法です。

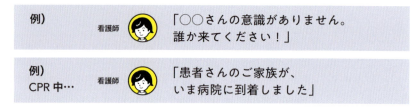

ISBARC
▶p.28

❷ ISBARC（アイエスバーク）

患者さんの情報を、適確に・迅速に伝達・報告するために統一された方法です。これを用いれば、発信者が必要な情報を漏れなく伝達でき、受信者は次にどのような情報を伝えられるのかを予測して聞くことができます。

Identify	同定	対象者と報告者は誰か
Situation	状況・状態	何が起こっているのか
Background	背景・経過	臨床的背景は何か
Assessment	評価・考察	問題に対する自分の意見は何か
Recommendation	依頼・提案	問題に対する自分の提案は何か
Comfirm	復唱	口頭指示を復唱

❸ チェックバック（check back）

チェックバックとは、**再確認・復唱することで、情報が相手に正しく伝わっているか確かめる**ためのツールです。情報発信者も受信者も、双方がチェックバックを行います。

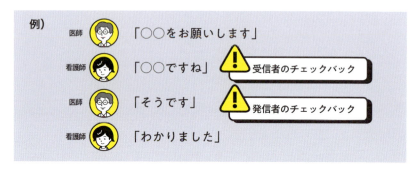

メンバーが役割を遂行したことに対して感謝の気持ちを伝えることは、チームダイナミクスの「互いの尊重」にあたります。互いに認め合い尊重することで、「また頑張ろう！」「チームの役に立てた！」という前向きな心理的効果が得られます。

例)
看護師B 「Aさん！　気管挿管の準備をして」

看護師A 「はい！　気管挿管の準備ですね。気管挿管の準備をします」

看護師Aが準備を終えて
看護師A 「Bさん！　気管挿管の準備ができました。いつでも挿管できます」

看護師B 「いつでも挿管できますね。Aさん、ありがとう！」

❹ ツーチャレンジルール (two challenge rule)

　メンバーの指示に対して疑問や不安を抱き、それを一度伝えただけでは受け入れてもらえなかったとき、もう一度伝えるという方法を、ツーチャレンジルールといいます。これは、相手の間違いを非難するものではありません。**相手が気づいていない情報を伝え、正しい判断を促す**ものです。

❺ カス (CUS)

　CUSはC：concerned（**気にする**)、U：uncomfortable（**不安**)、S：safety issue（**安全**）の略です。自分が感じていることを率直に声にあげることをいいます。

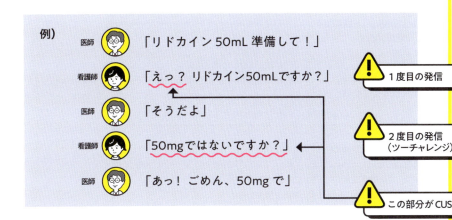

その3　急変時のチーム医療

《 チームダイナミクスの要素とチームステップスのツールをまとめると… 》

		チームリーダー	メンバー	
役割	明確な役割と責任分担	● 明確にすべての役割を振り分ける ● 重複したり、重要な役割が抜けることがないように調整する	● 自分の力量に応じた役割をみつけて動く ● 自分の力量以上（対応できない）の役割であればリーダーへ告げる	
	自己の限界の認識	● 自分の能力や力量を超える場合には、援助を求める ● 蘇生がスムーズに進行しない場合、専門家や経験者の援助を求める		コールアウト
	建設的な介入	● 蘇生中、メンバーからすぐれた提案があれば受け入れる	● 自信をもって提案する ● 他者が間違っていると感じたら質問する	ツーチャレンジルール
伝えるべき内容	情報の共有	● なかなか蘇生ができないときはメンバーと話し、情報、アイデア、提案を求める	● 他のメンバーとも情報、アイデア、提案を共有する	ISBARC
	再評価のまとめ	● 記録をもとに途中経過を要約し、今後の方向性を周囲に伝える ● 再評価を行い、必要と判断すれば治療戦略を変更する	● 患者さんの状態変化が考えられるときには観察の回数を増やす	
伝える方法	クローズドループコミュニケーション	● メッセージ、順序、指示をチームに伝える ● メンバーからの明確な応答を確認する ● 1人に複数の指示をしない ● 役割遂行を確認した後に、次の指示を与える	● 指示に対して明確な返答をする ● 役割遂行終了時は、リーダーに伝える	チェックバック
	明確な指示	● はっきりとした口調で伝える、話す ● 感情的にならない　怒鳴る・叫ぶはチームの対話力を弱める ● 不明瞭な言動はしない	● 指示は復唱する　復唱は明確な口調で伝える ● 少しでも疑問を感じたら質問する	チェックバック ツーチャレンジルール
	互いの尊重	● 親しみやすい口調で話す ● 怒鳴らない ● 正しく処置が遂行されたときには「ありがとう」と認める ● 自分のことのみに没頭せず、周囲に関心をもつ		

日本医療教授システム学会監修, 池上敬一, 浅香えみ子編著：患者急変対応コース for nurses ガイドブック, 中山書店, 東京, 2008；63-64. より一部改変して転載

その4

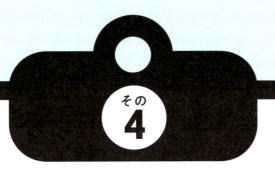

急変時の記録方法

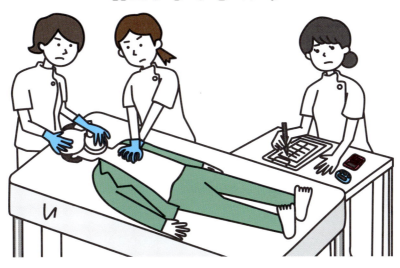

急変対応に関する記録は
後の原因検索の際の情報源となるだけでなく、
家族に対しての詳細説明に用いられるほか、
場合によっては開示を求められることもあります。
事実を正確に記録することが重要です。

その4 急変時の記録方法

急変時の記録は時系列で記載する

　急変対応では、患者さんに起こったことと行った処置の内容とともに、それらがいつのことなのか、時間を記録することが重要です。
　多くの施設の看護記録において、患者さんの看護問題に対する情報・評価を主とした「SOAP」、または患者さんに起こった看護介入が必要な出来事に焦点（focus）をあてた「フォーカス・チャーティング」の形式を使用されています。しかし、これらの形式では、時間の経過がわかりにくくなります。そのため、**急変対応の記録は時系列で記載**していきます。

いつから	どんな症状があったのか？
いつから	何が起こったのか？
いつ	発見したのか？
いつ	その処置を行ったのか？

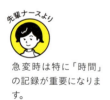

先輩ナースより
急変時は特に「時間」の記録が重要になります。

記録のポイント

　急変時に限らず、すべての医療記録において重要なのは、「**事実を記載する**」ということです。詳細に記載し、抜けがないようにしなければなりません。

1. 記録すべき内容

　必ず記録すべきことは、「急変発見時」についてと、「処置時」についてです。時間や患者さんの状態、実施した処置と経時的変化など、事実をありのままに記載することが大切です。実施した処置については、「なぜその処置を行い、結果どのような状態に変化したのか・しなかったのか」を詳細に記載します。**アセスメントを記載する場合には、「事実」と「記録者のアセスメント」を、読み手が明確に区別できるように示す**必要があります。

先輩ナースより

急変時の記録は、後に開示を求められることもあります。誰が見てもわかるように、客観的な表現・適切な用語で記載しましょう。

《 記録すべき内容 》

急変発見時	発見状況	● 時間 ● 場所 ● 発見したときの姿勢や体位
	患者状態	● 発見した直後の呼吸、循環、意識・外観の状態（迅速評価の観察ポイント参照） ● バイタルサイン（一次評価を参照） ● 患者の訴え ● 発見時の対応
処置時 伝える方法	処置	● 開始時間 ● 救急処置内容と処置中の患者状態 ● 留置したチューブ、カテーテル（サイズ、長さ）
	薬剤	● 投与した時間、投与量、投与方法
	検査	● 実施した検査と結果

その4 急変時の記録方法

2. 時間の管理

　BLSやALSと同様に、急変時の記録においても「時間」が重要です。チーム全員が時間を確認できる時計を使用することが理想ですが、無理な場合は記録担当者の時計を使用します。

先輩ナースより
ストップウォッチを用いて時間経過を管理することも必要です。

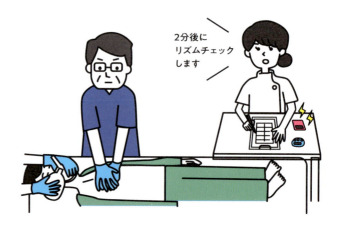

● 心電図モニタの表示時間に注意

　患者さんの状況記録には心電図モニタ波形もあります。患者状態が変化したときは必ず記録を残しておきましょう。その際、モニタの表示時間に注意が必要です。多くの施設で、モニタの表示時間がずれていることがあります。日ごろから時間を合わせておくことが必要ですが、できていない場合は、ずれている時間を把握および明記し、モニタ記録に実際の時間を記録します。

3. 急変対応中の記録方法

　リアルタイムで記録していくのがベストですが、慣れていないと難しいと思います。そのようなときにはメモ用紙に一時的に記録し、処置が落ち着いたら正式な記録として記載します。

　白紙のメモ用紙を使用している施設がありますが、記録漏れが起こる可能性や他者が把握しにくいことが欠点です。**急変対応専用のメモ用紙を作成しておく**とよいでしょう。

先輩ナースより
小さなメモ用紙に記載すると、枚数が多くなり、後から順番に並び替える作業やメモ用紙の消失などが起こりやすくなります。専用の記録用紙に記載すれば、再度書き写す必要がなくなる利点もあります。

《急変対応記録用紙（例）》

真っ白なメモ用紙ではなく

↓

専用の記録用紙を使用するのがベスト

時間	バイタルサイン	患者状態	処置内容	使用薬剤

その4 急変時の記録方法

《 急変時の記録方法の例 》

 悪い例

```
○:△  心停止  心マ
○:○  末梢静脈 22G 左前腕
 ○:□  ボスミン1A  iv

○:○  気管挿管  7.5mm  21cm 固定
○:△  ボスミン1A  iv
```

真っ白な用紙に、殴り書きする。

 よい例

時間	バイタルサイン	患者状態	処置内容	使用薬剤
○:△	心停止	JCS Ⅲ-300	胸骨圧迫 BVM	
○:○	末梢静脈			生食500mL
○:□				ボスミン1A iv
○:○	心停止		胸骨圧迫 BVM	
○:○			気管挿管	
○:△				ボスミン1A iv
○:□		家族連絡		

挿管ルート
挿管 7.5mm 21cm
末梢静脈 22G

時間、患者のバイタルサインや状態、処置や使用薬剤などの項目があり、経過を把握しやすい。挿入ルートなどもひと目見てわかる。

口頭指示の受け方

急変時は処置を優先するため、医師からの指示は口頭がほとんどなので、事故防止の対策が必須です。また、処置中の指示は、あらゆる人へ飛び交います。

記録担当者は、**口頭指示も記録して集約し、指示内容を実施する看護師の復唱や再確認（チェックバック）の声を聞きながら、指示内容と実施内容に間違いがないかを確認する**必要があります。

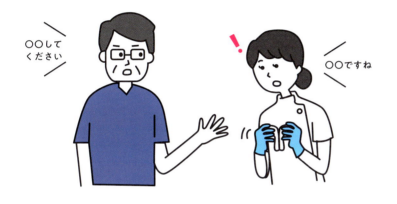

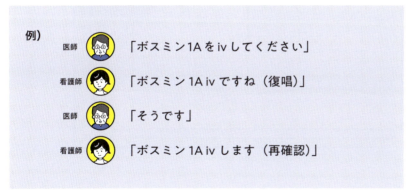

例）
- 医師「ボスミン1Aをivしてください」
- 看護師「ボスミン1A iv ですね（復唱）」
- 医師「そうです」
- 看護師「ボスミン1A iv します（再確認）」

口頭指示に対して疑問を感じたときは、うやむやのまま実施してはいけません。必ず、医師に確認します（CUS）。1度確認しても疑問が解消されない場合は、必ず2度確認します（ツーチャレンジルール）。医師も「人」です。エラーをしないわけではないのです。

チーム医療では、メンバーのエラーも防止できるようはたらきかけることが、必須です。絶対に、疑問を感じたまま処置してはいけません。

特に薬剤のダブルチェックは誰が行うのか、薬剤担当者ともあらかじめ決めておきましょう。

CUS
▶ p.84

ツーチャレンジルール
▶ p.84

その4 急変時の記録方法

薬剤の使用記録

　薬剤の投与時は、**「薬剤名」「投与時間」「投与量」「投与経路」**を記載します。事実のまま記載し、推測や予測でつじつまを合わせて記載してはいけません。投与時刻が不明な場合は、正直に「時間不明」と記載します。

《薬剤投与記録の例》

時間	使用薬剤
○：△	
○：○	生食500mL
○：□	ボスミン1A　iv
○：○	
○：○	
○：△	ボスミン1A　iv
○：□	

先輩ナースより

出血時などは、使用後の輸液パックを点滴棒にぶら下げたままにしておくと、どのくらいの輸液量が入ったのか、周囲の人が把握しやすくなります。

　また、使用後の薬剤はアンプルや輸液バッグを一時的に保管し、後に記録漏れがないかどうかを確認します。保管場所は必ず1箇所に決めておきましょう。

その5

急変時の家族への援助

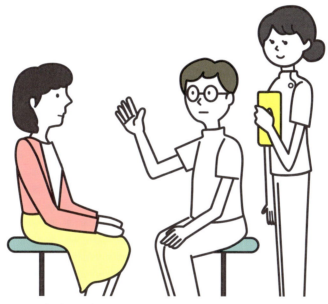

急変の連絡を受けた患者さんの家族は、
不安でいっぱいになります。
精神的に不安定になっている家族への対応の仕方は、
医療スタッフへの信頼度に影響を及ぼします。ここでは、
患者さんの家族にどのように対応すればよいのかを学びましょう。

その5　急変時の家族への援助

家族への緊急連絡

急変時は、患者さんを生命危機から脱却させようと、医療スタッフ全員が処置に集中するあまり、家族への対応が後回しになってしまうことがあります。

しかし、患者さんの生命危機だからこそ、家族への連絡と、連絡を受けた家族の不安への配慮が必要です。家族と病院との信頼関係の構築・維持のためにも、**家族への援助は患者さんの急変対応と並行して行わねばなりません**。

先輩ナースより
連絡の遅れはトラブルにつながります。人手が足りないときはスタッフ同士が協力して、時間を作りましょう。

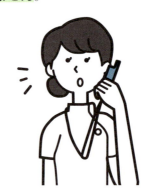

1. 連絡先の確認

緊急時の連絡は、キーパーソンとなる家族に行います。キーパーソンとは、「人間関係のなかで特に全体に影響を及ぼす、鍵となる人物」のことをいいます。そのため看護師は、**「キーパーソンが面会に来ているか」「キーパーソンは医師から患者さんの状態について説明を受けているか」**などを日ごろから把握しておく必要があります。状況によっては、キーパーソンが変更となることもあります。日ごろから意識して家族と会話をすることも大切です。

また、緊急連絡先は2か所以上把握したうえで、優先順位をつけておきます。家族が仕事に出ているときでも必ず連絡がとれるように、携帯電話もしくは職場の電話番号を確認しておきます。

先輩ナースより
治療中の患者さんは、いつ何が起こるかわかりません。必ず緊急連絡先（常に連絡がとれるところ）を確認しておきます。

2. 連絡するスタッフ

家族への連絡は、患者さんの状態を把握しているスタッフが行います。

連絡に対する家族の受けとめ方は、家族が患者さんの急変を予測できていたかどうかで変わってきます。患者さんへの面会回数が少ない、主治医と時間が合わず患者さんの病状経過の説明があまり行われていないなどの場合は、緊急時であることを受け入れられず、家族が慌てることも考えられます。**家族の状況を予測し、家族の反応に合わせて対応**できることが大切です。

3. 家族へ伝える内容

家族へは、「緊急の事実」と「来院の必要性」を明確に伝えます。そして、交通手段および到着までに要する時間を確認し、動揺している家族が事故を起こさないよう声かけを行います。

先輩ナースより

急変という「悪い知らせ」を伝えるときこそ落ち着いて、声のトーンや言葉づかいに注意しましょう。早口や言い切る口調は相手を動揺させてしまいます。

例）

いつ	18時ごろ
どんな状況	食事中に、突然危険な不整脈が出現し、意識がなくなりました。
どのような対処	現在、心臓マッサージをしながら、不整脈を止める処置を行っています。
結果	今でも不整脈は出ていて、意識は回復していません。
予測	危険な状態です。
依頼	ご家族はすぐに病院へいらしてください。
到着確認	車でいらっしゃるのですね。時間はどのくらいかかりますか？
声かけ	お気をつけていらしてください。

その5 急変時の家族への援助

家族来院時の対応

先輩ナースより
救命処置に気をとられ、何の説明もなく控え室に通すのみとならないように注意しましょう。

家族が病院に到着しても、救命処置が継続中の場合は、待ってもらうことが多いと思います。駆けつけた家族は、「（患者さんは）どのような状態であるのか？」「大丈夫か？」など不安と心配な気持ちで動揺し、正常な精神状態ではないことを理解して対応しましょう。自分が家族の立場なら、医療スタッフのどのような口調・態度・説明を望むのか、相手の立場に立って配慮することが大切です。

1. 満足度を高める5つのステップ：AIDET®

患者さん・家族の満足度を高める5つのステップ「AIDET®」を使用すると、より家族の立場に寄り添った対応ができます。

先輩ナースより
患者さんや家族の病院に対する満足度は、医療スタッフのかかわり方、コミュニケーションの仕方が大きく影響を与えます。

《AIDET®》

	例）
Acknowledge（挨拶） **I**ntroduce（自己紹介）	病棟看護師の○○です。
Duration（期間・待ち時間）	今は、危険な不整脈が出た原因の検査を行っています。 声かけには目を開ける反応はあります。 検査が終了した時点で、主治医より説明がありますので、ご心配でしょうが、ご家族は待合室でお待ちください。
Explanation（説明）	○○さん、お待たせしました。 今から医師から状態の説明があります。
Thank you（感謝）	お待ちいただきありがとうございます。 それでは、ご案内いたします。

Rubin R. AIDET® in the Medical Practice: More Important than Ever. 2014. より

控え室に通したところで、そのまま放置されると、家族の不安は募ります。そして不安は怒りへと変化していきます。医師が処置の途中であっても、いったん他の医師に処置を任せるなどして、できる限り早く家族への状況説明を行ってもらえないか、声をかけることも必要です。

なかには、動揺のあまり口調が強くなる家族もあります。そのようなときも、家族の気持ちを理解するよう心がけ、気持ちを落ち着かせ、冷静に対応することが大切です。

2. 看護師から家族へ説明する内容

　急変時に、家族から必ずといっていいほどに問われることは、「何が起こっているのか？」という状態の説明です。

　通常、患者さんの病状説明は医師が行いますが、救命処置に追われ、すぐに対応できないことが多々あります。しかし急変時の家族は、「大切な家族が死ぬかもしれない」という大きな不安を抱えて待っています。その気持ちに寄り添うことも看護師にとって大切な役割です。では、どうすればよいのでしょうか？

　すべての情報を医師に委ねるのではなく、看護師は**客観的な情報を正確に伝えます。**例えば、「危険な不整脈が出て…」「心臓が止って…」「意識がなくなって…」などです。そのために、処置を行っていることを伝えるのは可能でしょう。

　しかし、それ以外の推測の部分（そうなってしまった原因など）は、後からの医師の説明と異なる部分が生じやすく、家族とのトラブルのもととなります。不明確な部分は推測で話すのではなく、「今はわかりかねます」「後ほど、詳細については医師より説明があります」などと対応しましょう。

急変時の対応に追われて家族を蚊帳の外におくのではなく、患者さんと同様に看護の手を差し伸べる姿勢を忘れてはなりません。

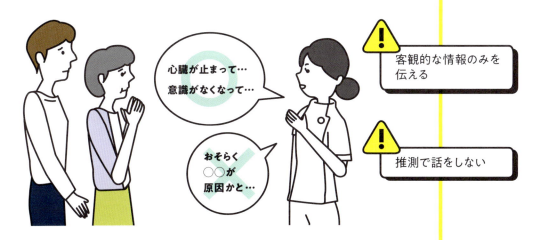

●CPR 中に家族から面会希望があった場合、どうする？

　家族には「医師に伝えてきますので、お待ちください」と言い、家族から面会希望があったことを、すぐに医師へ伝えましょう。最終的には医師の判断となりますが、できる限り面会してもらうことで、家族が状況を理解しやすくなるうえ、面会という家族の要望に沿うこと自体が、家族への精神的援助になります。また、待ち時間に家族間で対応を話し合うきっかけにもなるでしょう。できる限り家族の意思を尊重するよう努めることが大切です。

その5 急変時の家族への援助

家族の面会

1. 面会準備

急変時の処置が終わると、患者さんの血液や体液の汚染や、あらゆる物品が散乱していることがあります。家族の面会前に環境を整え、患者さんに苦痛を与えたであろう血液・体液を取り除くなど、家族への精神的配慮が大切です。

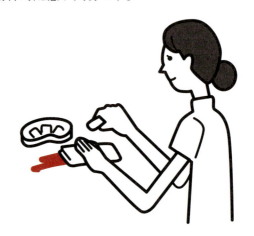

2. 面会時

面会時には、必ず看護師が付き添います。この際、家族の精神状態を把握するとともに、質問があれば家族が理解できるまで（医師の説明をかみ砕いて）説明します。

3. 面会後（家族の帰宅）

家族が帰宅する際には、しばらくは状態が変化する危険性があることを伝え、再度連絡先を確認しておきましょう。また、翌日の面会時間予定などを聞いておくと、医師と家族の対面時間を設けやすく、家族へその後の経過説明を行いやすくなります。

先輩ナースより

家族の面会時は精神的なフォローのみでなく、状況の受けとめ方や不安の表出（傾聴）を把握するためにも、必ずそばに付き添いましょう。

蘇生処置の中止

1. 蘇生処置中止の決定権

　心肺停止時に蘇生術を行ったからといってすべての患者さんが蘇生するわけではありません。蘇生を開始してから時間が経ち、心拍が再開せず回復が困難な場面にも直面します。そのようなときに蘇生の中止を判断するのは誰でしょうか。

　治療の選択には、患者さんの意思が第一に尊重されます。しかし、意識のない患者さんには確認がとれません。そのため、家族に判断を委ねることになります。

2. 家族への意思決定のための援助

　家族に蘇生の継続・中止の判断を委ねるとき、医療スタッフはその決定を援助する必要があります。家族への状況説明は医師が行いますが、意思決定する家族を支えることは看護師の務めです。

　まずは、蘇生が困難なことに加え、蘇生の継続により患者さんの身体を傷つけることや、もし心拍が再開してもさまざまな合併症を併発し、もとの日常生活動作（activities of daily living：ADL）に戻ることが難しいことを理解しているか確認します。また、患者さんの状況と死を受容できるかどうかなどを把握し、繰り返し説明することで、意思決定を援助します。

3. 家族の意思決定後の援助

　家族が蘇生の中止を決定した場合には、面会の準備を行い、医師による死亡確認を家族とともに行います。その後すぐに死後の処置に入らず、患者さんと家族との時間をつくり、家族が気持ちを落ち着かせられるよう援助します。

●家族が蘇生の継続を希望した場合、どうする？

　家族が患者さんの蘇生の継続を希望した場合は、蘇生を継続します。家族が継続を希望するのは、ほとんどの場合、患者さんの死をまだ受容できそうにないからです。蘇生の継続と並行して、死を受容できるようなケアを行うことが必要です。現在の医療では救命が

先輩ナースより

患者さんとの最後の時間は、ゆっくりとってあげましょう。その時間が死の受け入れにつながることもあります。

その5 急変時の家族への援助

不可能であることを医師から説明したり、蘇生中の患者さんと面会してもらったりすることで、状況を理解してもらえるように努めます。特にこのような場合には、家族の心の痛みに寄り添い、支える姿勢が大切です。

DNAR指示のあり方

DNAR (do not attempt resuscitation) とは、「**心肺停止時に蘇生に成功する可能性が低いなかで、蘇生を試みないこと**」をいいます。このDNARという言葉は、臨床現場ではよく耳にしますが、正しく理解している看護師は少ないのではないでしょうか。

DNARとは、けっして治療をしないということではありません。ましてや、回復が可能な状態なのに治療を中止することではありません。患者さんの回復が望める場合の治療や、苦痛を取り除くための治療・看護は行います。

単に「DNAR＝蘇生を試みない」といっても、実際の臨床現場では家族の思い・考えはさまざまで、それによって処置も変わってきます。例えば、胸骨圧迫の手技1つをとってみても、「心臓マッサージは骨が折れるからやらないでほしい」「積極的な蘇生術は望まないが、自分たち（家族）が到着するまで心臓マッサージだけは続けてほしい」など、要望はさまざまです。患者さんの病状、患者さんと家族の治療選択、決定した治療方針などを正しく理解し、急変時の対応方法を確認しておくことが必要です。

その6

救急カートの設置と点検

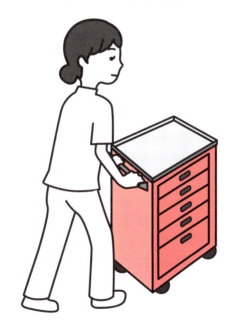

　救急カートには、心肺停止や呼吸停止、致死性不整脈などの
急変時の患者さんに、迅速な初期対応を行えるよう、
呼吸・循環管理に必要な薬剤、器材を収容してあります。
急変は、患者さんの生命危機と直結しています。
救急カートの準備と点検は、日ごろから欠かせません。

その6 救急カートの設置と点検

救急カートの設置・内容は院内で統一する

　救急カートは、すべてのスタッフが使用できることが重要です。急変時には、さまざまな医師のほか、他病棟のスタッフや医療従事者が応援にかけつけることがあります。病棟・処置室によって内容が異なる救急カートは、スムーズな救急対応を妨げます。
　誰でもわかるように救急カートの内容に院内基準を設け、統一しておきましょう。また、救急カートの設置部署や場所なども明確にしておく必要があります。

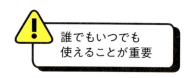

誰でもいつでも使えることが重要

救急カートに入れておく物

先輩ナースより

救急カートの形や色などはいろいろあり、引き出しが4段のタイプもあります。

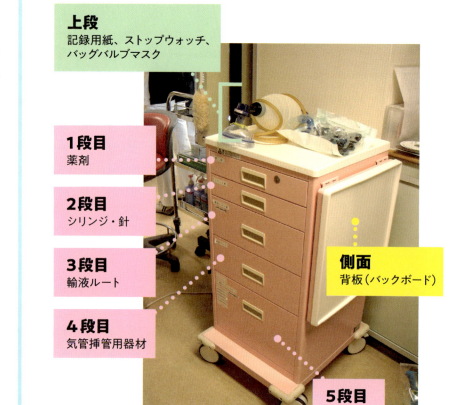

上段
記録用紙、ストップウォッチ、バッグバルブマスク

1段目 薬剤

2段目 シリンジ・針

3段目 輸液ルート

4段目 気管挿管用器材

5段目 輸液

側面 背板（バックボード）

1段目 薬剤

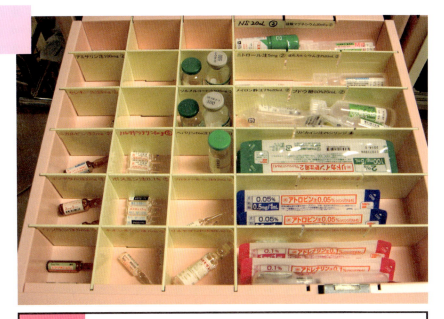

[物品例]

必須
アドレナリン、リドカイン、硫酸マグネシウム、アトロピン硫酸塩水和物、ジアゼパム、アミオダロン、生理食塩水、炭酸水素ナトリウム

その他
ノルアドレナリン、ステロイド、硫酸イソソルビド、ニカルジピン塩酸塩、グルコン酸カルシウム水和物　など

2段目 シリンジ・針

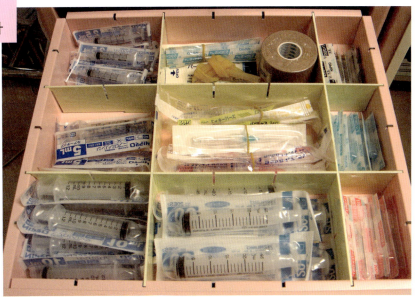

[物品例]

必須
シリンジ、注射針、末梢静脈留置針、駆血帯、カテラン針　など

救急カートの設置と点検

3段目
輸液ルート

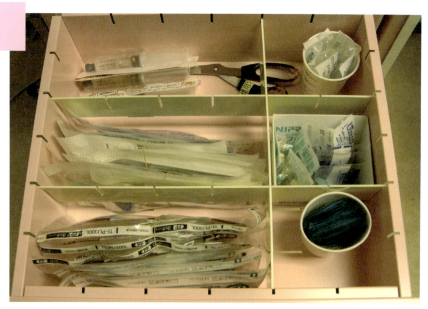

[物品例] **必須**
アルコール綿、輸液ルート、三方活栓、固定テープ　など

4段目
気管挿管用器材

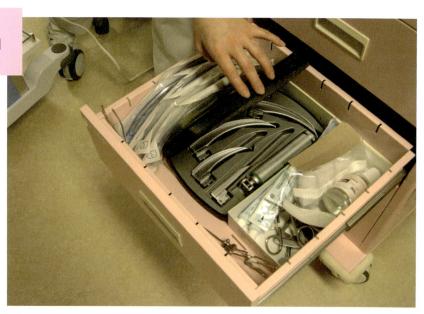

[物品例] **必須**（気道確保に必要な物品）
喉頭鏡、バイトブロック、気管チューブ、スタイレット、エアウェイ、リドカイン塩酸塩ゼリー、10mL シリンジ、固定テープ　など

5段目
輸液

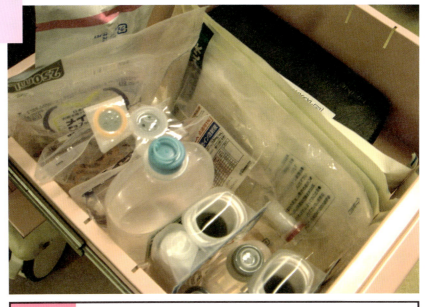

[物品例]　**必須**　（電解質輸液）
生理食塩水、乳酸／酢酸リンゲル液、開始液（低張電解質輸液・1号液）
その他
ドパミン塩酸塩　など

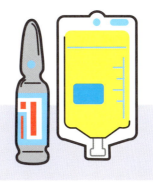

上記は、あくまでも一例です。
それぞれの施設の特徴に合わせて物品を選択し、院内で統一しましょう。

急変予測

初期対応

チーム医療

記録方法

家族への援助

救急カート

シミュレーション

その6 救急カートの設置と点検

設置する緊急薬

薬剤投与
▶ p.54 を参照

救急カートには、抗不整脈薬、抗けいれん薬など、蘇生に必要な薬剤をセットします。

救急蘇生時は気持ちが焦ったり、緊張して、薬剤のアンプルカット時の切創や、シリンジ準備の際の針刺し事故を起こすことがあります。**感染対策と準備の効率化を考慮して、薬剤があらかじめ注射器に充填されているプレフィルドシリンジをセットしておくこと**をお勧めします。

治療選択、決定した治療方針などを正しく理解し、急変時の対応方法を確認しておくことが必要です。

先輩ナースより

薬剤の使用期限の管理や毎日の点検の行いやすさからも、緊急時に使用しない薬剤のセットはお勧めできません。

《 プレフィルドシリンジの例 》

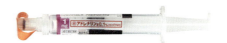

アドレナリン
（アドレナリン注 0.1%シリンジ「テルモ」）

《 急変時によく使う緊急薬 》

分類	一般名	主な商品	適応
血管収縮薬	アドレナリン	ボスミン®	・心停止 ・アナフィラキシーショック ・気管支喘息重積発作
	ノルアドレナリン	ノルアドレナリン®	・ショック時の血圧維持
抗不整脈薬	アミオダロン塩酸塩	アンカロン®	・心室細動、心室頻拍の第1選択薬
	リドカイン	キシロカイン®	・心室細動、無脈性心室頻拍
	硫酸マグネシウム	硫酸マグネシウム	・難治性心室細動、トルサード・ド・ポアンツ (torsades de pointes)
その他	アトロピン硫酸塩水和物	硫酸アトロピン	・徐脈性無脈性電気活動
	炭酸水素ナトリウム	メイロン®	・代謝性アシドーシスの補正
	ジアゼパム	セルシン®、ホリゾン®	・てんかん様重積状態のけいれん時の第1選択薬

救急カートの点検項目

　救急カートは、緊急時にすぐに使えなければ意味がありません。毎日定期的に整備・点検し、常に使用できるようにしておく必要があります。

救急カートの点検は、資器材の使用方法についての技術を確認する機会にもなります。

☐ 必要な物品が必要な量備わっているか？

　決められた物品が、決められた数量あるかどうかをチェックリストに沿って点検します。不足の場合や救急カート使用後はすぐに補充します。いつ救急カートが必要となるかわかりません。**補充を後回しにしてはいけません。**

☐ 使用期限が切れていないか？

　薬剤、物品ともに使用期限を確認します。薬剤の使用期限は薬剤科が確認する施設もあるかと思います。**誰がいつ点検するのか、責任の所在を明確に**しておきましょう。

☐ 滅菌物の損傷はないか？

　滅菌物のパッケージの損傷や汚染はないかをチェックします。損傷や汚染のある場合は、滅菌ではなくなっているので、すみやかに新たな物と交換します。引き出しに物品を入れすぎるとパッケージの損傷につながるので、緊急時の初期対応に使用しない物は入れないようにして、見やすく整理整頓しておきましょう。

☐ 電池・バッテリー残量は十分か？

　喉頭鏡やペンライトなどは必ず点灯の有無や明るさを確認し、不備がある場合にはその時点で改善しておきます。AEDのバッテリー残量などもきちんと確認しておきます。

その6　救急カートの設置と点検

救急カートの点検者

先輩ナースより

特に新入職者や、緊急対応にあまりかかわることがなかったスタッフは、積極的に点検を行い、救急処置をイメージしておきましょう。

　救急カートのセット内容や設置場所などは、すべてのスタッフが把握しておく必要があります。**救急カートの点検者は固定せず、持ち回りですべてのスタッフが行う**ようにしましょう。

　点検者は、単にチェックシートを記入するのではなく、「どのような薬剤なのか？」「気管挿管の手順に必要な物品がそろっているか？」など、救急処置をイメージしながら点検すると、急変時にスムーズに使用できます。

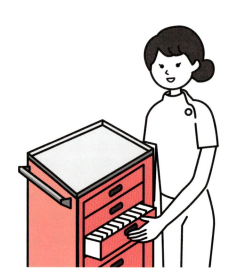

救急カートの点検を確実に行うためのポイント
①緊急時の初期対応に使用しないものは入れない
②物品を入れすぎない
③見やすいように配置を工夫する（物品を重ねない）

その7

急変対応のシミュレーション

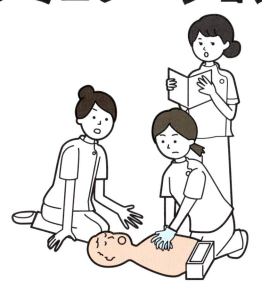

急変時の対応では、個々のスタッフの知識を適切に実践として活かさなければ、患者さんの状態改善に至りません。
しかし、患者さんの突然の状態変化に慌てたり、言葉がうまく伝わらなかったりと最大限の力を発揮できないことが多々あります。そうならないために、実践に備えての訓練が必要です。

その7　急変対応のシミュレーション

シミュレーション研修はなぜ必要？

　急変時の対応では、「テクニカル」と「ノンテクニカル」の2つが備わっていることが必要です。知識として知っていても、それが個々の技術（テクニカルな領域）に結びつかなければ意味がありません。さらに、個々がテクニカルな領域を習得していても、チームで動くためには、コミュニケーション能力などのノンテクニカルな部分も必須です。

　また、患者さんやその家族に対しての責任感から「あのとき、もっとこうすればよかった」などの後悔を抱く看護師も多いのではないでしょうか。患者さんの生命に直結する処置だからこそ、完璧を求められるのも事実です。

　個々の能力を融合し実践で最大限に発揮するためには、臨床実践に似せた状況設定での「シミュレーション研修」が重要です。

シミュレーション研修の効果

　シミュレーション研修では、知識や技術のほかにチーム医療には欠かせないコミュニケーション技法なども学べます。そのため、職場風土へも影響を与え、日ごろの医療のパフォーマンス向上へとつながります。実際に、シミュレーション研修後に「看護師どうしだけでなく、医師との連携もとりやすくなった」「会話がしやすくなった」「お互いの指摘も、スムーズに受容できるようになった」などの意見がよく聞かれます。

> **先輩ナースより**
> シミュレーション研修や検討会を行うことで、コミュニケーション能力が向上し、日ごろの業務がスムーズになります。看護師間のみならず、医師－看護師間のコミュニケーションもよくなり、患者安全の向上にもつながります。

シミュレーション研修の企画

以下に述べる研修の内容は、あくまでも一例です。それぞれの施設に合った内容を検討・実施してください。

1. 研修を実施する前に

シミュレーション研修実施の前段階として、個々が知識と技術を習得している必要があります。まずは、BLSとALSのアルゴリズムと、必要な処置を習得するための研修会を設定します。スタッフのなかには、すでにBLSやALSを院外研修会で習得している人もいます。研修会は、そのようなスタッフを中心に開催していきます。

習得したスタッフがいない場合は、その技術に熟練した経験者などを呼んで、研修を行います。BLSやALSの知識・技術習得にあたっては、院外研修会の参加を義務づけている施設もあります。それぞれの施設で習得方法を検討してください。

しかし最後の**シミュレーション研修は、院外ではなく院内の医療チームでの研修がおすすめです。**その施設のチームのパフォーマンス向上のためにも、院内のスタッフと行うことが重要です。

先輩ナースより

「忙しい」などの理由で、他の職種への参加協力が得られにくいという施設もあると思います。そのような場合は、看護部教育委員会や医療安全委員会などの主催とし、施設全体で取り組む体制で行うとよいでしょう。

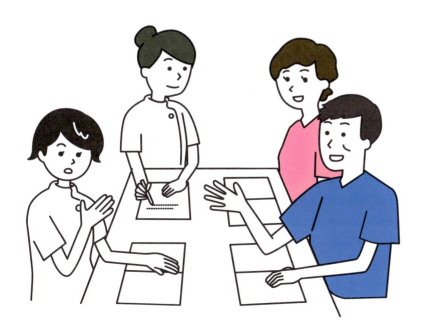

急変対応のシミュレーション

2. 研修方法

　研修では、知識の習得に留まらず、その知識をもとに実践できるようになることが大切です。実技のための時間をとり、1人1人が適切に処置できるようになるまで行う必要があります。実際に、講義よりも実技に多く時間をとっている施設もあります。

　しかし、研修参加者が多い施設では、1人1人に時間がとられると、とても大変です。講義を集合研修とし、実技は数人の各指導者が病棟ごとに行う・複数回に分けて行うなど、その施設に合った方法を検討してみてください。

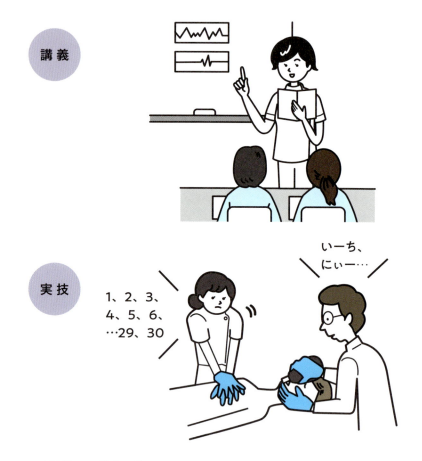

3. 研修の参加者

　主な研修対象者は新人または新入職者となります。しかし、蘇生のガイドラインの改訂後やシミュレーション研修では、対象以外の看護師や医師、臨床工学士など、蘇生にかかわるスタッフ全員の参加が必要です。

《急変時対応研修会の例》

月日	研修内容	方法	担当者
○月○日	BLSとACLSのアルゴリズムを知ろう	講義	看護師：○○
○月○日	適切な胸骨圧迫	講義・実技	看護師：○○
○月○日	気道確保と人工換気（BVM）	講義・実技	救急救命士：○○
○月○日	除細動器（AED、マニュアル式）	講義・実技	臨床工学技士：○○
○月○日	気管挿管介助	講義・実技	医師：○○
○月○日	中心静脈確保介助	講義・実技	看護師：○○
○月○日	救急カートの緊急薬剤を知ろう	講義	薬剤科：○○
○月○日	チーム医療について	講義・GW	看護師：○○
○月○日	急変時のシュミレーション	実技・検討会	医師：○○ 看護師：○○

その7 急変対応のシミュレーション

シミュレーション研修の実施

シミュレーション研修は、スタッフ個々の技術確認だけではなく、蘇生を行う医療チームに欠かせないチームのコミュニケーションを学ぶ場でもあります。そのため、医療チームのパフォーマンス向上のため、看護師のみの参加だけでなく医師や臨床工学士など、蘇生にかかわる職種の参加も必要です。

1. 実践的な研修をめざす

シミュレーション研修では、起こりうる急変内容の状況を事前にいくつか設定します。

例えば…

急性心筋梗塞や出血によるショック	致死性不整脈などの心停止
脳梗塞や脳出血による意識障害	けいれん

など

研修担当者は、シミュレーションに参加する医師と事前に流れを打ち合わせて、BLS・ALSに加え、それぞれの状況に合わせた検査やコミュニケーション方法なども組み込み、実践に近い形で研修を行います。

2. シミュレーション後は検討会も

シミュレーションを行った後には、チームの技術の向上や患者さんや、その家族に対する医療・看護ケアの妥当性、チーム・ダイナミクスの評価のために、チームスタッフ間で必ず検討会を行います。

検討会では、メンバーのよかった点や学んだ点などを挙げ、そのうえで「このときはこうすればよかったね」「これはこのようにやるといいよ」など、**ポジティブな検討を心がけること**が大切です。ネガティブ（相手に対する批判）で終わってしまうと、「自分はできない」と判断し、実際の対応で動けなくなってしまう可能性があります。注意しましょう。

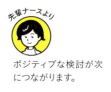

先輩ナースより
ポジティブな検討が次につながります。

《シミュレーション後の検討事項の例（心停止）》

検討事項	具体的な内容	課題への対応
BLSに対しての評価	● 患者の異常発見時の応援要請は適切に行われていたか？ ● その後の患者の観察（脈拍・呼吸）はできていたか？ ● 胸骨圧迫はスムーズに開始できていたか？ ● 胸骨圧迫、人工換気の手技は適切であったか？ ● 医師への報告はスムーズであったか？ ● リズムチェック（AED、心電図モニタ）はスムーズにできていたか？	● 手技について、じょうずにできていなかったスタッフは、再度実技訓練を行う ● 各アルゴリズムの見直し
ALSに対しての評価	● 処置を取り入れながらのCPRの質の評価 ● ライン確保および薬剤投与、除細動などアルゴリズムに従ってできていたか？ ● CPRや処置を行いながらの原因検索（検査など）のタイミング	
スタッフ間のコミュニケーション	● チーム・ダイナミクスの要素の表を参照 ● 蘇生成功へのチームの目的意識の共有化	● コミュニケーションがとれていなかった場面の背後にある原因を分析と相互の改善方法を検討
家族への対応	● 家族への連絡のタイミングは適切であったか？ ● 患者の状態と来院の要請を適切に伝えていたか？ ● 家族来院時の対応や他のスタッフへの声かけ ● 蘇生困難事例では、家族へどのように説明するか？ そのタイミングを検討	● 患者および家族の立場になって考え、最善策を考える

　検討会を行っていくと、スタッフ間の意見の相違が問題となってくるときもあります。個々の価値観の違いにより問題が発生することが多いようです。
　相手を否定するのではなく、多面的にとらえる必要性があります。**「患者・家族にとって何が最善か」を念頭において話し合うこと**が大切です。

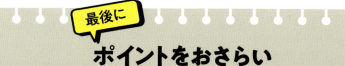

ポイントをおさらい（最後に）

その1
患者状態を観察するときは、常に「循環」「呼吸」「意識」の3つの視点をもちましょう。

その2
急変時の初期対応である「胸骨圧迫」「人工呼吸」が、迅速・有効にできているかが重要です。

その3
自分に与えられた役割を認識し、適切に遂行することが大事です。各役割の技術を磨いておきましょう。

その4
急変時の記録は、「時系列」に「事実」を記載しましょう。

その5
家族への援助は後回しにせず、患者さんの急変対応と並行して行います。

その6
救急カートには初期対応で使うものだけ入れます。点検は救急処置をイメージしながら行いましょう。

その7
急変対応はチームで行います。日ごろからチームを意識し、コミュニケーション技能を身につけておきましょう。

参考文献
1）日本蘇生協議会編：JRC 蘇生ガイドライン 2015. 医学書院, 東京, 2016.
2）American Heart Association：ACLS プロバイダーマニュアル AHA ガイドライン 2015 準拠. シナジー, 東京, 2017.
3）日本救急医学会 ICLS コース企画運営委員会 ICLS コース教材開発ワーキング編：日本救急医学会 ICLS コースガイドブック改訂第4版. 羊土社, 東京, 2016.
4）日本医療教授システム学会監修：患者急変対応コース for Nurses ガイドブック. 中山書店, 東京, 2008.
5）日本循環器学会：循環器医のための循環器医のための心肺蘇生・心血管救急に関するガイドライン
http://www.j-circ.or.jp/guideline/pdf/JCS2010kasanuki_h.pdf（2019.11.7. アクセス）
6）尾野敏明, 菅原美樹, 道又元裕編著：知ってて安心 急変対応. 照林社, 東京, 2013.
7）道又元裕, 露木菜緒編：ワンランク上の急変時の対応法. 総合医学社, 東京, 2018.

索引

和文

あ

- アイエスバーク ……………………… 28, 82
- アシドーシス ………………………………… 63
- アセスメント ………………………………… 12
- アドレナリン ……………………… 54, 106
- アトロピン硫酸塩水和物 ……………… 106
- アナフィラキシー ………………………… 68
- アミオダロン塩酸塩 …………… 54, 106

い

- 医師からの指示 …………………………… 91
- 意識 ……………………………………… 5, 11
- 意識確認 ……………………………………… 26
- 意識障害 ………………………………………… 8
- 意識消失 ………………………………………… 3
- 意識変調 ………………………………………… 6
- 意識レベル ………………………………… 11
- 意思決定 ……………………………………… 99
- 一次救命処置（BLS） …………………… 20
- 一次評価 ………………………………………… 9
- 異物 …………………………………………… 67

え

- エコー ………………………………………… 64

お

- 応援 …………………………………………… 27

か

- 外観 …………………………………………… 9, 11
- カス …………………………………………… 83
- 家族の面会 ………………………………… 98
- 家族への連絡 ……………………………… 94
- カフ …………………………………………… 60

- カフ圧計 ……………………………………… 60
- 換気方法 ……………………………………… 40
- 顔面蒼白 ………………………………………… 6

き

- 気管挿管 ………………………………… 56, 70
- 気管チューブ …………………………… 56, 58
- 気胸 …………………………………………… 64
- 気道確保 ………………………… 10, 56, 70
- 気道の確保 ………………………………… 29
- 気道閉塞 ………………………………… 10, 67
- 救急カート ………………………………… 102
- 急性心筋梗塞 …………………………… 63, 64
- 胸郭の動き ……………………………………… 6
- 胸腔穿刺 …………………………………… 64
- 凝固系検査 ………………………………… 64
- 胸骨圧迫 …………………………… 32, 34, 70
- キラーシンプトム ………………………… 5
- 記録 …………………………………… 70, 86
- 記録用紙 …………………………………… 89
- 緊急コール ………………………………… 28
- 緊急手術 …………………………………… 64
- 緊急度 ……………………………………… 15
- 緊急薬 ……………………………………… 106
- 緊張性気胸 ………………………………… 63, 64

く

- 苦悶表情 ………………………………………… 6
- クローズドループコミュニケーション ……… 78

け

- 頸動脈 ………………………………… 30, 49
- 経皮的動脈血酸素飽和度 ……………… 10
- けいれん ………………………………… 6, 66
- 下血 ………………………………………… 68
- 血圧 ……………………………………………… 9

血液ガス	64
血液型	64
血管収縮薬	54, 106
血管造影検査	65
血算	64
検温表	7
検査	63
研修	111

こ

高カリウム血症	63
抗けいれん薬	106
交差適合試験	64
喉頭鏡	56
口頭指示	91
抗不整脈薬	54, 106
声かけ	26
呼気終末期二酸化炭素濃度モニタ	62
呼吸	5, 10, 29
呼吸困難	6
呼吸数	7, 10
呼吸不全	9
骨髄路	50
コミュニケーション	81
コールアウト	27, 82

さ

採血	64
酸素投与	10
酸素濃度	38

し

ジアゼパム	66, 106
自覚症状	9
時間管理	70, 88
自己心拍再開（ROSC）	34, 49, 65

指示	91
四肢の動き	6
死戦期呼吸	32
自動体外式除細動器（AED）	41
シミュレーション研修	73, 110
ジャパンコーマスケール（JCS）	26
重症度	15
出血	64
循環	5, 10
循環血液量	63, 64
循環動態	3
循環不全	9
状況モニタ	81
状態悪化	3
状態変化	4
上部消化管出血	68
静脈路確保	50, 70
初期対応	20
徐呼吸	11
除細動	46, 70
除細動器	47
ショック状態	3
人員数	70
心機能	10
人工呼吸	32, 38
人工呼吸器	61
心室細動（VF）	42, 46
心収縮能	64
心静止	46
迅速評価	5
身体審査	9
心タンポナーデ	63, 64
心停止	3, 64
心停止波形	46
心電図モニタ	10, 48, 88
心嚢穿刺	65

心肺蘇生のアルゴリズム …………………… 22
心肺蘇生法（CPR）…………………………… 32
心拍数………………………………………… 10

す
スタイレット ……………………………… 56, 59
スタッフの役割 ……………………………… 76
スニッフィングポジション ………………… 57

せ
生化学………………………………………… 64
声門上デバイス ……………………………… 62
舌根沈下……………………………………… 11
喘息重責発作 ………………………………… 68
前兆……………………………………………… 3
せん妄…………………………………………… 8

そ
相互支援……………………………………… 81
蘇生処置……………………………………… 70
蘇生処置の中止 ……………………………… 99

た
体温…………………………………………… 11
対光反射……………………………………… 11
体調変化………………………………………… 3
炭酸水素ナトリウム ……………………… 106

ち
チアノーゼ ………………………………… 6, 10
チェックバック ……………………………… 82
致死性不整脈 ………………………………… 42
窒息…………………………………………… 67
チームステップス …………………………… 80
チームダイナミクス ………………………… 78
チームリーダー ……………………………… 70

チームリーダーの役割 ……………………… 77
中心静脈路…………………………………… 52
超音波検査…………………………………… 64
聴診…………………………………………… 10
チョークサイン ……………………………… 67

つ
ツーチャレンジルール ……………………… 83

て
低カリウム血症 ……………………………… 63
低酸素血症…………………………………… 63

と
瞳孔所見……………………………………… 11
吐血…………………………………………… 68
吐物…………………………………………… 68
努力様呼吸……………………………………… 6
ドレーン……………………………………… 11

に
二次救命処置（ALS）…………………… 20, 45
ニフェカラント塩酸塩 ……………………… 55
尿量…………………………………………… 10
認知機能障害…………………………………… 8

の
ノルアドレナリン ………………………… 106

は
肺音…………………………………………… 10
肺塞栓…………………………………… 63, 64
バイタルサイン ………………………………… 9
配置人数……………………………………… 73
ハイムリック法 ……………………………… 67
バッグバルブマスク …………………… 10, 38

は
バックボード ……………………………… 35
パッド ……………………………………… 47
パフォーマンス …………………………… 81

ひ
皮膚紅潮……………………………………… 6
皮膚浸潤……………………………………… 6
皮膚蒼白……………………………………… 6

ふ
腹部突き上げ法 ………………………… 67
不整脈……………………………………… 10

ほ
報告…………………………………… 17, 27
保温………………………………………… 11

ま
末梢循環評価…………………………… 10
末梢循環不全……………………………… 6
末梢静脈ルート………………………… 10
末梢静脈路……………………………… 51
末梢冷感………………………………… 10
マニュアル式除細動器 ………………… 42

み
脈拍…………………………… 6, 9, 30, 32

む
無脈性心室頻拍（pVT）……………… 42, 46
無脈性電気活動（PEA）………………… 46

め
滅菌物…………………………………… 107
面会……………………………………… 98
メンバーの役割 ………………………… 77

も
申し送り ………………………………… 18

や
夜間……………………………………… 73
薬剤投与………………………………… 53
薬剤の使用記録 ………………………… 92
薬物中毒………………………………… 63
役割分担………………………………… 70

ゆ
輸血……………………………………… 64

ら
ラリンゲルチューブ…………………… 62
ラリンゲルマスク ……………………… 62

り
リザーバー ……………………………… 38
リズムチェック ……………………… 41, 49
リーダーシップ ………………………… 81
リドカイン …………………………… 55, 106
硫酸マグネシウム …………………… 106
留置針…………………………………… 51

る
ルートの確保 …………………………… 10

れ
冷汗………………………………………… 6

ろ
呂律………………………………………… 6

欧文・数字

- CT 検査 …………………………… 65
- CUS ………………………………… 83
- ISBARC …………………………… 28, 82
- Team dynamics …………………… 78
- Team STEPPS ……………………… 80
- X 線検査 …………………………… 65
- 12 誘導心電図 ……………………… 65

急変対応に関連して特によく使う略語

略語	フルスペル	和訳	掲載頁
ALS	advanced life support ACLS (advanced cardiovascular life support) とも	二次救命処置	20, 23, 44
AED	automated external defibrillator	自動体外式除細動器	41, 46
BLS	basic life support	一次救命処置	20, 22, 24
BVM	bag valve mask	バッグバルブマスク	32, 38
CPR	cardiopulmonary resuscitation	心肺蘇生法	20, 32, 43
DNAR	do not attempt resuscitation	心停止時に心肺蘇生を行わない指示	100
GCS	Glasgow Coma Scale	グラスゴーコーマスケール	11
JCS	Japan Coma Scale	ジャパンコーマスケール	11, 26
PEA	pulseless electrical activity	無脈性電気活動	46, 49
pVT	pulseless ventricular tachycardia	無脈性心室頻拍	42, 46
ROSC	return of spontaneous circulation	自己心拍再開	34, 49
VF	ventricular fibrillation	心室細動	42, 46

看護の学びなおし 急変対応

2019年12月4日 第1版第1刷発行	著 者　白坂　友美
2023年9月10日 第1版第4刷発行	発行者　有賀　洋文
	発行所　株式会社　照林社
	〒112-0002
	東京都文京区小石川2丁目3-23
	電話　03-3815-4921（編集）
	03-5689-7377（営業）
	https://www.shorinsha.co.jp/
	印刷所　共同印刷株式会社

- 本書に掲載された著作物（記事・写真・イラスト等）の翻訳・複写・転載・データベースへの取り込み、および送信に関する許諾権は、照林社が保有します。
- 本書の無断複写は、著作権法上の例外を除き禁じられています。本書を複写される場合は、事前に許諾を受けてください。また、本書をスキャンしてPDF化するなどの電子化は、私的使用に限り著作権法上認められていますが、代行業者等の第三者による電子データ化および書籍化は、いかなる場合も認められていません。
- 万一、落丁・乱丁などの不良品がございましたら、「制作部」あてにお送りください。送料小社負担にて良品とお取り替えいたします（制作部　0120-87-1174）。

検印省略（定価はカバーに表示してあります）
ISBN978-4-7965-2474-2
©Tomomi Shirasaka/2019/Printed in Japan